Fibromyalgie - und andere Schmerzen *mit System besiegen*

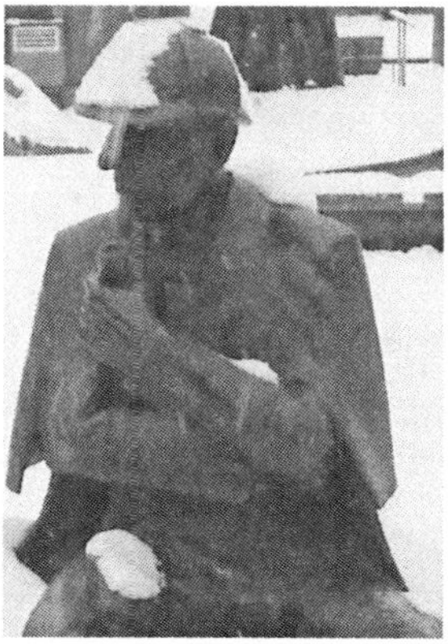

M. PRÄG

Umschlaggestaltung, Herstellung und Verlag: Books on Demand GmbH, Norderstedt

ISBN: 978-3-8334-7680-8

Inhaltsverzeichnis

In einem Organismus gelten 4 Grundsätze:

alles (Stoffwechsel, Reaktionsfähigkeit) wird immer langsamer, die Nervenverbindungen werden immer mehr abgebaut, die Muskeln werden immer kürzer, die Fehler bei der Wiederherstellung der Zellen und der Proteine (Enzyme, Hormone, Botenstoffe) werden häufiger und nehmen an Schwere zu.

Prolog

Wenn Sie jeden Tag nur einfach alles kaufen würden, was Ihnen in den Sinn kommt, dann hätten sie bald die erste Nebenwirkung dieses Tuns: einen Haufen Schulden... - und störten diese Sie nicht, gäbe es noch mehr: ein oder mehrere Häuser (Garagen) voll mit Sachen, die verstauben oder gereinigt werden müssen, oder kaputtgehen und wieder weggeworfen werden...

Sehr geehrter Schmerz-leidender Mitbürger,

dieses etwas ungewöhnliche Werk soll Ihnen und Ihren Ärzten behilflich sein, alles Menschenmögliche gegen (Ihre) Schmerzen und verwandte Probleme zu unternehmen, indem es zu Ihrem ständigen Begleiter wird.
Es entstand aus dem Bemühen heraus, einer breiteren Bevölkerung klar zu machen, wie oft (und wie viele) Schmerzen von der Muskulatur vermittelt werden, die ja in einer engen Beziehung zum Nervensystem steht, die Beispiele reichen von den Wehen im „Muskel" Gebärmutter bei der Geburt über die Koliken der Gallenwege oder Harnleiter oder die statischen Probleme eines Parkinsonkranken bis zu den mannigfaltigen Variationen schmerzhafter Veränderungen im Skelettmuskel, nicht zu vergessen spastische Bronchien oder Herzschmerzen.

Wenngleich es keine Versicherung gegen den Schmerz geben kann, so kann es doch eine übersichtliche Struktur geben, was alles in Frage kommt, von der diagnostischen wie von der therapeutischen Seite her. Indem man alle nützlichen Funde und Indizien hier in diesem Buch einträgt, kreist man den vielschichtig entstandenen Problemschmerz langsam ein, vermeidet unnötige Doppeluntersuchungen. Anhand der Listen behält man die Häufigkeiten im Auge und damit auch den Überblick.

Die Gestaltung in einem Loseblattwerk mit der Möglichkeit zu Nachlieferungen wurde lange überlegt, aber der Verschleiß ist höher, die Handlichkeit geringer, gerade angesichts des Umfanges und des damit entstehenden Preises hat sich dies nicht bewährt.

Nach meiner Auffassung hilft dieses kleine Buch Ihnen und Ihren behandelnden und untersuchenden Ärzten, sich nicht immer im Kreis zu bewegen, weil bereits gesammelte Informationen wieder verloren gehen. Gerade auch aus den Therapieversuchen gewinnt man zusätzliches Wissen, zum Teil allgemeiner Art, vor allem aber auch individuell auf Ihren Fall bezogen.

Noch ein zweiter Nutzen: Statistiken können leichter erstellt und abgeglichen werden, z.B. Vergleiche nördlicher und südlicher (Bundes-)Länder, ländlicher und städtischer Regionen, Gebiete um Strahlungsquellen oder weit davon entfernt, und dergleichen mehr. Besprechen Sie dieses Büchlein in Ihrer Selbsthilfegruppe, je mehr Leute es anwenden, desto klarer wird auch die Abstimmung darüber, ob zwei das Gleiche haben oder aber eben nicht.

Das Werk soll keine Leitlinie sein, was man hier oder dort oder zu einem Zeitpunkt tut, aber es soll Ihren ganz persönlichen Fall unterstützen: was fehlt noch, woran haben wir noch nicht gedacht, wo brauchen wir noch einen Therapieversuch und wo nicht mehr?

Ein Hinweis soll nicht fehlen: die Diagnostik der Borreliose ist so kompliziert und mit so vielen Unsicherheiten behaftet, dass bislang keine Regeln aufgestellt werden konnten. Wenn jeder „Borreliose-Kranke" seine Daten so penibel wie möglich einträgt, lassen sich vielleicht über eine größere Zahl Betroffener wertvolle Hinweise zum Krankheitsgeschehen gewinnen, Auswertungen bitte an den Autor übersenden.
Überhaupt sollten Sie dafür sorgen, dass die in Ihrem Leben entstandenen Daten zur Verträglichkeit, die Sie in diesem Büchlein gesammelt haben, von Ihren Nachfahren eingeschickt werden, damit im Laufe von Jahren eine große Statistik möglich werden kann, Zieladresse: Dr. M. PRÄG, Friedhofstr. 6, 79183 Waldkirch i. Brsg..

Erschreckend, wie viele Schmerzprobleme heutzutage existieren, noch erschreckender aber, wie viele davon heute gar nicht mehr abgeklärt werden, oder – schlimmer noch – ohne Abklärung irgendwie – Hauptsache medikamentös – behandelt werden. Das ist der zuoberst angesprochene Einkauf – von Nebenwirkungen **...**

Anamnese

(1. Kapitel) Gebrauchsanleitung: Markieren Sie die Ränder der bereits beantworteten Seiten mit Farbe(n)!

Nehmen Sie sich die folgende Liste immer wieder vor ...

Fragebogen zur Schmerzdifferenzierung (modifiziert nach J. T. Kent, ergänzt von Dr. Präg)

Bitte die Fragen so genau wie möglich beantworten

→ Datum:

Name: Vorname:

Geb.:

Wie groß sind Sie: [_|_|_] cm--wie schwer: [_|_|_] kg

Haarfarbe: (_) blond (_) braun (_) rötlich

Wieviel Jahre alt sind bzw. wurden Ihre Eltern/Großeltern:

Vater: [_|_|_] Jahre Großvater: [_|_|_] Jahre Großmutter: [_|_|_] J.

Mutter: [_|_|_] Jahre Großvater: [_|_|_] Jahre Großmutter: [_|_|_] J.

Familienstand: , Kinder/wie alt:

Als wievieltes Kind wurden Sie geboren:

Waren Sie je im Ausland:

Amerika	(_) nein	ja (_)	Asien	(_) nein	ja (_)
Afrika	(_) nein	ja (_)	Australien	(_) nein	ja (_)
Ozeanien	(_) nein	ja (_)	Europa	(_) nein	ja (_)

Essen Sie

* aus Zinn- od. Alu-Geschirr (_) nein ja (_) * rohes Fleisch (_) nein ja (_) * rein vegetarisch (_) nein ja (_) * gerne süss (_) nein ja (_)

Haben Sie mit * zu tun ? Wieviele Jahre? Welche?

* Lösungsmitteln	(_) nein	ja (_|_)...............................
* Handy-Strahlung	(_) nein	ja (_|_)
* giftigen Tieren	(_) nein	ja (_|_)............................
* Benzol	(_) nein	ja (_|_)
* Dioxin	(_) nein	ja (_|_)
* giftigen Pflanzen	(_) nein	ja (_|_) ....

Hatten Sie je (für „ja" bitte ankreuzen [X]) ungewöhnliche.. (oder haben Sie..)

1 einen Zeckenbiss [_] mehrere Zeckenbisse [_], wann, welche Reaktion:

....

2 **A**nämie, wann zuletzt [_]: [_._|_._|_._]

3 Antibiotika-Behandlung(en), gegen was, wann zuletzt [_]: [_._|_._|_._]

4 welche Antibiotika:

5 Antriebsmangel, wann (zuletzt) [_]:

6 Amalgam-Füllungen d. Zähne [_] wie viele [_._]

7 andere Metalle im Mund: welche..

8 Apathie [_]

9 Aphthen (Entzündungsherde der Mundschleimhaut) [_]

10 Appetitverlust, seit wann [_]: [_._|_._|_._]

11 Asthma, seit wann [_]: [_._|_._|_._]

12 Asthma – reagiert auf was:

....

13 rasch Atemnot [_]

14 Augenentzündungen (im Auge selbst) [_]:

15 Ausfluss, wo, wann [_]:

....

16 **B**auchspeicheldrüsenentzündung, wann (zuletzt) [_]:

17 geschwollene Beine, seit wann [_]:

18 Bestrahlungen, wann, wie oft, was, wo [_]: [_._|_._|_._] [_|_]..

19 Blässe, wo [_]:

20 blaue Finger od. Füße [_]

21 Bluttransfusion, wann, wie oft, weshalb [_]:[_._|_._|_._] [_|_]..

22 Blutzuckererhöhung, wann, wie hoch [_]:
[_._|_._|_._] [_|_|_]....................................

23 Botulismus, wann[_]: [_._|_._|_._] betraf
was:...

24 Brennen beim Wasserlassen [_]

25 häufige Bronchitis [_]

26 **C**hemotherapie, wann zuletzt, wie oft [_]:
[_._|_._|_._] [_|_]

27 **D**epressionen, seit wann (zuletzt) [_]:

28 Diphtherie, wann [_]:

29 Kontakt mit Drogen, wann (zuletzt) [_]:

30 Durchblutungsprobleme [_]

31 Durchfälle [_]

32 **E**igenblutbehandlungen [_]

33 Eisenmangel [_]

34 Ekzeme, wo [_]:

35 Epilepsie [_]

36 Erbkrankheiten, was [_]:

37 Erfrierungen [_]

38 Erkältungen, wie viele im Jahr [_]: (_|_)

39 **F**euchte in der Wohnung [_]

40 Fieber unklarer Herkunft [_]

41 **G**angunsicherheit [_]

42 Geburtsverletzung, was [_]:

43 Gedächtnisstörung [_]

44 Gefäßkrankheiten [_]

45 Gefühlsstörungen der Füße [_]

46 Gefühlsstörungen der Hände [_]

47 Gehirnerschütterung, wann [_]: [_._|_._|_._]

48 Gelbfieber [_]

49 Gelbsucht [_]

50 verminderte Geruchsempfindlichkeit [_]

51 Geschlechtskrankheiten, was [_]:

....

52 Gewichtsverlust, wann oder seit wann, wie viel [_]:
[_._|_._|_._] ....[_._] kg

53 Gürtelrose, wann, wo [_]: [_._|_._|_._]
....

54 spröde, graue **H**aare [_]

55 Halluzinationen, wann (zuletzt), was [_]:
[_._|_._|_._] ....

56 Halsschmerzen [_]

57 Rot-braunen Harn/Urin, wenn länger gestanden [_]

58 fettige Hautekzeme [_]

59 harte Hautknoten [_]

60 trockene, schuppige Haut, wo [_]:

61 Hautverfärbungen, wo [_]:

62 häufige Infekte, wann (zuletzt) [_]: [_._|_._|_._]
....

63 Hepatitis A [_] Hepatitis B [_] Hepatitis C [_]

64 andere Hepatitis (unklar) [_]

65 Herzstolpern, wann zuletzt [_]:

66 Herzkrankheiten, seit wann [_]: [_._|_._|_._]
was...

67 Hormontherapie, was, wann [_]:

68 **I**mpfungen, welche [_]:

69 Impfreaktionen, welche [_]:

70 **J**uckreiz, wo [_]:

71 **k**alte Finger, Füsse, Nase [_]

72 Karies [_]

73 Kernkraftwerk in Ihrer Nähe, wie weit [_]:

74 Keuchhusten [_]

75 Kinderlähmung, welche Glieder [_]:

76 Konzentrationsstörungen [_]

77 Kopfschmerz(en), wo[_]:vorne [_] hinten [_] oben
[_] links [_] rechts [_] wechselnd [_]
78 Krampfadern, wo [_]:
79 Krampfanfälle, wann (zuletzt) [_]:
80 Krebs, welcher [_]:
81 Kribbelgefühle, wann, wo [_]:
82 **L**eistungsschwäche [_]
83 Lichtempfindlichkeit [_]
84 Lidentzündungen [_]
85 Luftnot, bei was [_]:
86 Lymphknoten-Schwellungen, wo [_]:
87 Lymphkrankheiten, welche [_]:
88 **L**anganhaltende **M**üdigkeit [_]
89 **M**alaria [_]
90 Magen- od. Zwölffingerdarmgeschwüre, wann [_]:
91 Mandelbeschwerden [_]
92 Masern [_]
93 Multiple Sklerose [_]
94 Mumps [_]
95 Muskelhärten, wo [_]:
96 Muskelkrämpfe, wo [_]:
97 Muskelschwäche, wo [_]:
98 Muskelschwund [_]
99 Muskelsteife [_]
100 Muskelzucken [_]
101 schlechte **N**achtsicht [_]
102 **N**ackenschmerzen [_]
103 brüchige Nägel [_]
104 entzündete Nagelränder [_]
105 Narkosen [_]
106 Nasennebenhöhlenprobleme [_]:
107 Nasenschleimprobleme [_]:

108 Nervosität [_]
109 Neurodermitis [_]
110 Niedergeschlagenheit [_], wann zuetzt: [_._|_._|_._]
111 **o**ffene Mundwinkel, wann (zuletzt) [_]: [_._|_._|_._]
112 **O**perationen, was, wann [_]: ....
[_|_]..
113 Ohrenschmerzen [_]
114 Ohrgeräusche, was, seit wann [_]:
115 **P**arasiten, was, wann [_]: ....
[_|_]..
116 Pilzerkrankungen, was, wo, wann [_]:
117 Pocken [_]
118 **R**eizbarkeit [_]
119 Rheumatismus [_]
120 Röteln [_]
121 Rotlauf [_]
122 Rötung im Gesicht [_]
123 Ruhr [_]
124 **S**charlach [_]
125 Schaufensterkrankheit [_]
126 Schimmel in der Wohnung [_]
127 Schlafmangel [_] Schlafstörungen [_]
128 Schlaganfall, wie oft [_] wann (zuletzt) [_]:
129 Schmerzhafte Tage bzw. Regel (Frauen), wann zuletzt, wie lange schon [_]:
130 Schuppenflechte [_]
131 Schwäche [_]
132 Schwindel [_]
133 Sehstörungen [_]
134 Sendemasten in Ihrer Nähe[_] Schnurlostelefon[_]
135 Sonnenbrand [_] etwa wie oft schon [_._]
136 Steinkrankheiten [_]

137 Stimmungsschwankungen [_]
138 **T**aubheitsgefühl, wann, wo [_]:
139 Tetanus [_]
140 Thrombose [_]
141 trockene Augen / Mund [_]
142 Tropenkrankheiten, welche [_]:
143 Tuberkulose [_]
144 Tumoren [_]
145 Typhus [_]
146 **u**nklare Durchfälle [_]
147 unklare Gelenkschwellungen [_]
148 unklare Lähmungen [_]
149 unruhige Füsse [_]
150 **V**ergiftungen, welche [_]:
151 Vibrationsgefühle, wo [_]:
152 **W**arzen, wo [_]:
153 Windpocken [_]
154 Wundheilungsstörungen, wann, wo [_]:
155 verstopfte Nebenhöhlen [_]
156 **Z**ahnfleischbluten [_] –entzündung [_]
157 „tote" Zähne [_]
158 Zittern, was [_]:
159 Zuckerkrankheit [_]
160 Zungenschwellung [_]

Schreiben Sie bitte hinter die obigen Begriffe, wer Ihrer direkten Verwandten Ihres Wissens damit Probleme hatte: Eltern, Großeltern oder Geschwister (ohne [X], ankreuzen aber nur, was Sie selbst betrifft.

Bei allen nachfolgenden Fragen bitte das Zutreffende unterstreichen (Nehmen Sie bitte ein Lineal) oder ***wellig*** unterstreichen, wo erfragt:

1. Familien- und Eigenanamnese

1.1. In Ihrer **Familie, gab es jemanden, der besondere Angewohnheiten hatte, irgendetwas meiden musste oder wollte** (Eltern, Großeltern, Onkel, Tanten, Geschwister eigene Kinder), oder zwanghaft immer wieder tat oder tut: (z.B. putzen, kein Obst oder kein Fleisch essen, heimlich trinken, oft verreisen usw.)

....

....

1.2. Fällt Ihnen etwas Besonderes aus Ihrer **Kindheit** ein? (Schönes Erlebnis, schlimmes Erlebnis, Unfall, Kinderklinik, Gipsbett)

....

....

1.3. Was fällt Ihnen zu Ihrem Verhältnis zu Ihren **Eltern** ein: Vaterproblem? , Mutterproblem? (Welcher Art?)

....

....

1.4. Welche **Infektionskrankheiten** haben Sie durchgemacht (wenn bekannt, bitte Lebensjahr angeben)

....

....

und welche Impfungen haben Sie bekommen (gab es Reaktionen, wenn ja, welche?):

....

....

Diphtherie, Tuberkulose, Gelbfieber, Geschlechtskrankheiten usw.

1.5. Welche **Krankheiten** haben Sie durchgemacht (ab welchem Lebensjahr?):

Häufige Erkältungen (wieviele pro Jahr + zu welcher Jahreszeit?), Allergien, Ekzeme, Akne, Warzen (wo genau und wie aussehend), Fieberblasen, Erfrierungen, Medikamentenempfindlichkeit, Lymphkrankheiten, Hals-Nasen-Ohren-Leiden, Krebs (Wenn ja, welche Therapie erhielten Sie?: Bestrahlung, Chemotherapie, Hormontherapie, usw.)

....

....

....

1.6. Welche (**Organ-) Erkrankungen** wurden bei Ihnen mit Antibiotika (Ab) oder anderen Medikamenten behandelt:
Kopf, Augen, Ohren, Nase, Nebenhöhlen, Kiefer, Zähne, Mandeln, Hals, Schilddrüse, Herz, Lunge, Bronchien, Rippenfell, Magen, Darm, Milz, Leber, Galle, Bauchspeicheldrüse, Niere, Blase, Eierstock, Gebärmutter, Brustdrüse, Thymus, Geschlechtsorgane, Arme, Hände, Beine, Füße, Haut, Haare, Nägel, Muskulatur, Gefäße, Knochen, Gelenke, Wirbelsäule, Blut, Nerven, Gemüt, Drüsen, Asthma, Tuberkulose, Geschwüre, Gelbsucht, Steine, Krampfadern, Anämie, Rheumatismus, Gicht usw.→ wann (Jahr), mit was:

[_|_]..

[_|_]..

[_|_]..

[_|_]..

[_|_]..

[_|_]..

1.7. Welche **Operationen** sind an Ihnen vorgenommen worden (und wann?):
Nase, Nebenhöhlen, Mandeln, Kiefer, Zahnsanierung, Kopf, Augen, Ohren, Kropf, Herz, Lunge, Magen, Blinddarm, Darm, Bruch, Gallenblase, Niere, Blase, Prostata, Eierstock, Gebärmutterentfernung, Hämorrhoiden, Krampfadern, Hüftgelenk, Knie, Krebs-OP (wann?), usw.;

[_|_]...
[_|_]...
[_|_]...
[_|_]...
[_|_]...

1.8. Welche **Verletzungen** hatten/haben Sie:
Geburtsverletzung, Gehirnerschütterung, Knochenbrüche, Unfall, Kriegsverletzung, Erfrierungen, Verbrennungen usw. → wann, was:

[_|_]...
[_|_]...
[_|_]...
[_|_]...
[_|_]...

1.9. Heilen **Wunden** bei Ihnen schnell? Wie lange bluten Sie? Haben Sie mit Zahnfleisch- oder Nasenbluten zu tun?

1.10. **Verwenden** Sie gerne:
[_] Aluminiumfolie [_] Aluminiumhaltige Trinkflaschen,
[_] Deo's, [_] Sonnencremes,

1.11. Wurden Sie je mit folgender Untersuchung diagnostiziert (wann, welcher Körperteil, was):
Szintigraphie: [_._|_._|_._] ....

PET: [_._|_._|_._]...

Kernspin: [_._|_._|_._] ....

Computertomographie: [_._|_._|_._] ....

[_._|_._|_._] ....

Herzecho: [_._|_._|_._] ....

Herzkatheter: [_._|_._|_._] ....

Labor: Antikörper gegen körpereigenes Material:

Endomysium-Antikörper: Endomysium-Immunfluoreszenz-Test: ....
....

II. Allgemeinsymptome

2.1. Wann ist Ihre **schlechteste Tageszeit** (bitte einmal unterstreichen) bzw. ***beste Tageszeit*** (wellenförmig unterstreichen): nach dem Erwachen, nach dem Aufstehen, Vormittag, Mittag, nach dem Essen, Nachmittag, Abend, Vormitternacht, Nachmitternacht (Stunde?)

2.2. Zu welcher Jahreszeit geht es Ihnen am **schlechtesten** (bitte einmal glatt unterstreichen) bzw. am **besten** (bitte wellenförmig unterstreichen): Frühjahr, Sommer, Herbst, Winter.

2.3. Wie ist Ihre **Wärmeregulation** (zutreffendes unterstreichen): heiße Hände, heiße Füße, Hitze, Wallungen, Schweiß, kalte Hände, kalte Füße, allgemein frostig, immer kalt, Frostgefühl, bei Erkältung Fieber, subfebril (=leichtes Fieber), hohes Fieber, Schüttelfrost; frieren Sie leicht, ist Ihnen immer warm?

2.4. **Schwitzen** Sie: spärlich, reichlich, nie, plötzlich, tagsüber, nachts, bei Aufregung, bei Fieber; wo?: gesamter Körper, partiell im Bereich: Kopf, Hinterkopf, Nacken, Rücken, Stirn, Gesicht, Brust, Achsel, Hände, Füße; Beschaffenheit: heiß, kalt, klebrig, sauer, Kleidung verfärbend, erleichternd, unangenehm, erschöpfend, juckend?
In welcher **Situation**?: bei Angst, Anstrengung, nach Ärger, im Bett, bei Bewegung, beim Essen, nach geistiger Anstrengung, bei Fieber, Schwermut, Schmerzen, usw.

2.5. Wie vertragen Sie die **Wärme** bzw. welche **Wärmequellen** (Verlangen unterstreichen, Abneigung ~~durchstreichen~~): Sonne, Hitze, Ofen, Bäder, Zimmer, Kleider, warme Umschläge, Bettflasche, Rotlicht, Fango, Sauna

2.6. Wie vertragen Sie die **Kälte** (Verlangen unterstreichen, Abneigung durchstreichen): welche Art der Kälte: trockene, feuchte, eisige, windige, kalte Umschläge, kalte Güsse, Eisanwendung

2.7. Sind Sie **wetterempfindlich** bei: Wetterwechsel, nasskaltem Wetter, Regen, Nebel, Schnee, Wind, Sturm, Gewitter, Föhn, Zugluft, Wolken, Frühling, trockenem Wetter, trockenkaltem Wetter, trockenwarmem Wetter, feuchtem Wetter, feuchtwarmem Wetter

2.8. Geht es Ihnen **besser**/**~~schlechter~~**: Meer, Gebirge, Zimmer, Freien, frischer Luft, Reisen, Südländer

2.9. Sind Sie sehr druckempfindlich, **berührungs-empfindlich**/ beim/bei:
Anschlagen, Anfassen, Massieren, Waschen, Hartliegen, enger Kleidung, wollener Kleidung; Gürtel-, Tüchertragen, wenn ja wo: Kopf, Hals, Brust, Taille, Hände, Füße, Genitale, Gelenke, Wunden.

2.10. Fühlen Sie sich **schlecht** (bitte ~~durchstreichen~~) oder ***gut*** (bitte <u>unterstreichen</u>) bei/in:
Liegen, Sitzen, Stehen, Gehen, Anfangsbewegung, fortgesetzte Bewegung, Steigen, Bücken, Aufrichten, Umdrehen, Anstrengung (geistig, körperlich), Verheben, Autofahren, Schifffahren, Fliegen, Karussell, Höhen (Aufzug, Sessellift, Brücken, Leiter usw.), Menschenmengen (Räumen, Straßenbahn, Theater, Kino, usw.), Ruhe, Lärm, Tunnel, Menschenmenge?

2.11. Sind Sie **empfindlich** auf: Helligkeit, Licht, Lärm, Geräusche, Musik, Dunkelheit, Geruch, Rauch,

2.12. Wie ist Ihr **Appetit** (wann?): gut, fehlend, Ekel, Heißhunger, Leeregefühl, Verlangen vermehrt, unstillbar, nachts usw.

2.13. Wie **fühlen** Sie sich (<u>besser</u>/~~schlechter~~?):
vor dem Essen - während des Essens- nach dem Essen

2.14. **Leiden Sie unter**: Übelkeit, Erbrechen, Sodbrennen, Magendruck, Bauchweh, Durchfall, Verstopfung, Blähungen, Aufstoßen, u.s.w.

2.15. Wonach haben Sie <u>**Verlangen**</u> (<u>unterstreichen</u>) bzw. was essen/trinken/haben Sie **besonders gerne**

2.16. (*wellen*förmig unterstreichen): süß, sauer, scharf, pikant, Salz, Fleisch, Fisch, Eier, Mayonnaisen, Fett, Milch, Käse, Brot, Teigwaren, Torten, Kartoffel, Obst, Gemüse, Salate, Kaffee, Tee, Alkohol, Nikotin,

2.16. Was **essen/trinken/haben sie gar nicht gerne**: süß, sauer, scharf, pikant, Salz, Fleisch, Fisch, Eier, Mayonnaisen, Fett, Milch, Käse, Brot, Teigwaren, Torten, Kartoffel, Obst, Gemüse, Salate, Kaffee, Tee, Alkohol, Nikotin, Gerüche:

2.17. Was **vertragen Sie ~~nicht~~/schlecht**: süß, sauer, scharf, pikant, Salz, Fleisch, Fisch, Eier, Mayonnaisen, Fett, Milch, Käse, Brot, Teigwaren, Torten, Kuchen, Kartoffel, Obst, Gemüse, Salate, Alkohol, Kaffee, Tee, Nikotin.

2.18. Ihr Lieblingstier?

2.19. Haben Sie schon einmal genommen, oder nehmen Sie **Schlafmittel**?
Welches, wie oft?

2.20. Wie ist Ihr **Durst**: groß, extrem, häufig, brennend, tagsüber, nachts, bei Fieber; durstlos, selten
Wonach: Kaffee, Tee, Milch, süße oder saure Getränke, Wein, Bier, warme oder kalte Getränke
Wann besonders: Hitze, Schweiß, Frost, Trinken: in kleinen/großen Schlucken

2.21. Wie ist Ihr **Stuhlgang**:
täglich,___x jeden Tag, Farbe (farblos, hell, durchsichtig, dunkel, gelb, grau, grün, weiß), bröckelig; dünn, fettig, schleimig, blutig, eitrig, übelriechend, geformt, knotig,

wäßrig, hart, trocken, flockig, wie Schafskot, lang, dünn, breiig, wegspritzend, schmerzlos, schmerzhaft, drängend, erfolgloser Drang, krampfartig, stechend, wundmachend, zurückschlüpfend, Verstopfung, Durchfall, Inkontinenz; haben Sie Jucken am After, Würmer?
Wann besser/schlechter: Durchfall, Verstopfung, Schmerzen z.B. nach essen von Obst

2.22. Wie ist Ihre **Harnentleerung**:
reichlich, (wie häufig: tagsüber -mal, nachts -mal) spärlich, brennend, scharf schmerzhaft, Farbe: (blaß, dunkel, braun, rötlich, gelb, grün, farblos), Konsistenz: (eitrig, milchig, wolkig, schaumig, Sediment (wie aussehend?) salzig, trübe)
Geruch: (faulig, kräftig, süßlich, übelriechend, ammoniakalisch, geruchlos), kann ihn nicht halten (Inkontinenz), vergeblich,

2.23. Vor welchen Tieren haben Sie Angst?

2.24. Wie steht es mit Ihrem **Schlaf** bzw. wie ist das **Schlafverhalten**: gestört (wodurch: ?), Einschlafen (nach dem Essen, leicht, beim Lesen, schwierig, spät); Erwachen (wann und wodurch: ...., Uhr? (Schreck, Schmerz usw.), leicht, ruhelos, kurz, lang, tief, Schlafwandeln, Schlaflosigkeit, Schläfrigkeit (wie häufig: tagsüber , nachts) Zähneknirschen, im Schlaf reden, lachen oder weinen

2.25. In welcher **Lage** **schlafen** Sie ein? Kopf hochlagernd oder flach, auf dem Rücken oder Bauch liegend, links, rechts, sitzend, kniend, ausgestreckt, zusammengerollt, zugedeckt, abgedeckt,

Füße herausgestreckt, ...
In welcher Lage können Sie ~~**nicht**~~ **einschlafen**? (s.o.)

2.26. Haben Sie besondere, auffallende, immer wiederkehrende **Träume** (Traumthema):
angenehme, ängstliche, schreckliche, erotische, erschöpfende u.s.w.

III. Gemütssymptome

3.1. Wie vertragen Sie das **Alleinsein**?
....
....

3.2. Wie fühlen Sie sich in **Gesellschaft**?:
....
....

3.3. Wie reagieren Sie auf **Trost** oder **Zuspruch**?:
....
....

3.4. Wie ertragen Sie einen **Widerspruch**?:
....
....

3.5. Wie ertragen Sie eine **Kränkung**?:
....
....

3.6. Wie reagieren Sie bei **Prüfungen**?:
vor:
während:
nach:

3.7. Wie reagieren Sie bei **Freude**? (Was war bisher Ihre größte Freude? Hatten/Haben Sie Beschwerden durch Freude?):
....
....

3.8. Was kann Sie von Beschwerden **ablenken**: Verständnis, Musik, Zuspruch, Arbeiten, Essen, gar nichts

3.9. Wie ist Ihre **Stimmung**: Extravertiert: froh, heiter, gesellig, spielfreudig, kontaktfähig, optimistisch.
Introvertiert: Still, ernst, verschlossen, gehemmt, grüblerisch, pessimistisch.
Exaltiert: nervös, gereizt, ungeduldig, hastig, aufbrausend, jähzornig.
Deprimiert: empfindlich, beleidigt, gekränkt, weinerlich, verzweifelt, lebensüberdrüssig.

3.10. Wovor haben Sie **Angst**: Ahnungen, Alleinsein, Armut, Dunkelheit, Einbrecher, Erwachen, Geisteskrankheit, Geräusche, Gesellschaft, Gespenster, Gewitter, Höhen, Mißerfolge, Platzangst, Prüfungen, Sterben, Zukunft, Tiere, Schlangen, Spinnen, Mäuse, Ratten usw. Haben Sie Angst davor, etwas zu tun, das Ihnen ein schlechtes Gewissen bereitet?

3.11. Haben Sie **Sorgen**: Nach Ärger, Aufregungen, um Kleinigkeiten, abends, nachts, morgens, um andere, Heimweh, Ehe-/Partnerprobleme, sexuelle usw. abwechseln& mit Heiterkeit u./o. Streitsucht
Was war bisher Ihr größter Kummer? Welche Beschwerden haben/hatten Sie dadurch?

....

....

....

3.12. Wie ist Ihr **Gedächtnis** (gut oder schlecht): **Gedächtnisschwäche** für Buchstaben, Daten, Namen, Orte, Personen, was Sie tun wollten, usw.) bei geistiger Arbeit, Versprechen oder/und verschreiben Sie sich öfters?

3.13. Wie ist Ihre **Konzentration** (gut oder schlecht): fällt schwer (wann? morgens, mittags, abends, beim Arbeiten, Lesen, Lernen, Schreiben, Reden, usw.

3.14. Wie geht es mit dem **Lernen**: leicht, schwer, Abneigung, Unfähigkeit, lernbegierig.

3.15. Leiden Sie unter **Einbildungen**: z.B. weiße Mäuse sehen, usw.

3.16. Haben Sie **Wahnvorstellungen**: (nein oder ja)
Welche ?: Besessenheit, Größenwahn, Menstruationswahn, religiöser Wahn, Säuferwahn, Verfolgungswahn usw.

Fragen 4.1.- 4.12. (sind **Fragen für Frauen**):
4.1 Wann hatten Sie Ihre 1. Regelblutung (Menarche)?:

4.2. Wann war Ihre letzte Regelblutung?:

4.3. Welchen Abstand haben Ihre Blutungen? (in Tagen):
4.4. Wie viele Tage dauern Ihre Blutungen?:
4.5. Wie stark ist Ihre Regelblutung?: normal, stark schwach.
4.6. Wie sieht Ihre Blutung aus, wie ist Ihre Blutung?: hell, dunkel, klumpig, übelriechend.

4.7. Wie fühlen Sie sich?: Vor der Regel
während der Regel :
nach der Regel :
Klimakterium (Wechsel) :

4.8. Haben Sie **Schmerzen** oder Beschwerden?:
Vor Beginn, während oder nach der **Regel**, oder zur Zeit des Eisprungs, Pubertät, Menopause, Heiserkeit.

4.9. Haben Sie **Ausfluß** und welcher Art ist er?: keinen, wenig, stark weiß, gelb, blutig, schleimig, dünn, dick, zäh, wundmachend, übelriechend

4.10. Wie viele **Geburten** Fehlgeburten
Abtreibungen
hatten Sie ?

4.11. Nehmen Sie Verhütungsmittel? (Welche?)

....

....

4.12. Wie lange liegt Ihre Spirale schon?

5. In der nächsten Zeichnung schraffieren Sie bitte die schmerzhaften Stellen, tragen sie besonders schmerzhafte Punkte zusätzlich als kleine Kreise o ein:

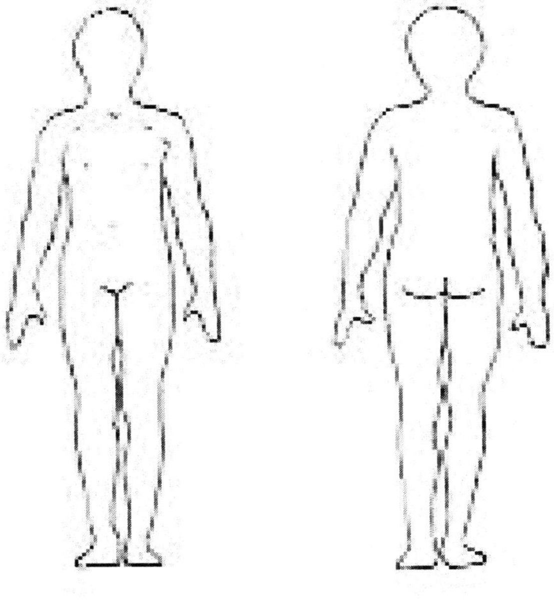

Notieren sie hier Ihre derzeitigen Medikamente und wie viel:

....

....

....

....

....

....

....

....

....

....

....

....

....

....

Investigation
(2. Kapitel)

Was für Labor haben Sie schon bestimmen lassen ?

Es bedeutet:

Sollte schon vorliegen

Sollte innerhalb der nächsten 4 Wochen bestimmt werden

Sollte innerhalb des nächsten halben Jahres bestimmt werden

Käme auch noch in Frage

Schreiben Sie dahinter: 1 = stark erniedrigt 2 =erniedrigt

3 = im Normalfenster 4 = leicht erhöht (<10-fach)

5 = stark erhöht (>10-fach) 6 = sehr stark erhöht

(>100-fach)

ACA (Anticardiolipin-Ak)-Screen						
ACE (Angiotensin Converting Enzyme)						
ACTH (Adrenocorticotropes Hormon)						
"AIDS" (HIV)-Schnelltest						
Albumin im Liquor						
Albuminurie						
Alkalische Phosphatase (Serum-P'ase)						
Alpha-Amylase						
ALT (Alanin Aminotransferase, ALAT) = GPT						
AMA (antimitochondriale Antikörper)						
Ammoniak						
ANA (Antinukleäre Antikörper)						
ANCA (Anti-Neutrophil-Cytoplasmic Ab's)						
Anionenlücke (Anion-Gap)						
Anti-Beta-2-Glykoprotein Antikörper						
Anti-Borrelien IgG/IgM-Antikörper						

Anti-Cardiolipinantikörper |_j_j_j_j_j_|

Anti-CCP |_j_j_j_j_j_|

Anti-Phospholipidantikörper |_j_j_j_j_j_|

Anti-Tg (Thyreoglobulin) |_j_j_j_j_j_|

Anti-TPO (Thyreoidperoxidase) |_j_j_j_j_j_|

Antistreptolysintiter (ASLO) |_j_j_j_j_j_|

Blutbild (Differential-) |_j_j_j_j_j_|

Blutbild, Monozyten |_j_j_j_j_j_|

Blutsenkung |_j_j_j_j_j_|

C-reaktives Protein (CRP) |_j_j_j_j_j_|

Calcium (in Blut und Harn) Calzium |_j_j_j_j_j_|

Carboxyhämoglobin |_j_j_j_j_j_|

Carcinoembryonales Antigen |_j_j_j_j_j_|

Chlamydia trachomatis |_j_j_j_j_j_|

Chloride (in Blut *und Harn) evtl. im Liquor* |_j_j_j_j_j_|

CK (Creatinkinase, Kreatinkinase) |_j_j_j_j_j_|

Cortisol |_j_j_j_j_j_|

Creatinin |_j_j_j_j_j_|

Creatinin-Clearance |_j_j_j_j_j_|

Cushing-Syndrom-Labortests |_j_j_j_j_j_|

D-Dimer |_j_j_j_j_j_|

dsDNA-Antikörpernachweis (Crithidien-Test IIF)

|_j_j_j_j_j_|

Eisen |_j_j_j_j_j_|

Eiweiß in Rückenmarkflüssigkeit (Liquor) |_j_j_j_j_j_|

Eiweiß-Elektrophorese |_j_j_j_j_j_|

Folsäure (Folate, Vit. B9) |_j_j_j_j_j_|

|_j_j_j_j_j_|

fT3 (freies Trijodthyronin) |_j_j_j_j_j_|

fT4 (freies Thyroxin) |_j_j_j_j_j_|

Endomysium- + Gliadin-Antikörper |_j_j_j_j_j_|

GLDH (Glutamatdehydrogenase)

Glucose im Blut

Glukosetoleranztest, oraler (oGTT, Blutzucker-Belastungsprobe)

Hämoglobin

Harn-Ketonkörper

Harnsäure (im Blut und Urin-Ausscheidung)

Harnstoff

HIAA (Hydroxyindolessigsäure, 5-)

Kalium (in Blut und Harn)

LDH (Laktatdehydrogenase)

Liquorzellzahl

Magnesium

Melatonin

Mononukleose-Schnelltest

Myoglobin

Natrium (in Blut und Harn)

Neisseria Gonorrhoeae

PCR, Hepatitis C

pH des Harns → Harn

Phosphat bzw. Phosphor (in Blut und Harn)

Prostata-spezifisches Antigen

RDW (Red Cell Distribution Width)

Retikulozyten

Rheumafaktor

Selen

Streptolysintiter Anti- (ASLO)

Thrombozyten (Blutplättchen)

Transferrin-Sättigung

Triglyzeride

TSH (Thyreotropin)

Urinfarbe

Urobilinogen im Harn

Valproinat

Vitamin B1
Vitamin B2
Vitamin B3
Vitamin B6
Vitamin B12
Vitamin C
25-OH-Vitamin D
Vitamin E
Zink

Untersuchung auf Porphyrine und auch auf Porphyrin-Vorläufer im Urin und im Blut

Hormonlabor

•Östrogen, Testosteron, CRH
•Wachstumshormon-Tages-Nachtprofil
•Cortisol-Tages-Nachtprofil

weiterführendes Rheumalabor

•Infektionsserologie (IgA, IgG, IgE, AST)
•Borrelien-PCR
•Babesien, Ehrlichiose
•ANA, ANCA, AMA
•Neurotrope Viren (Coxsackie, Epstein-Barr)
•T4- + T8-Helfer-Zellen, Complement
•HLA – B 27
•Endomysium-Antikörper
•Antikörper gegen Serotonin, Ganglioside und Phospholipide

Schmerz-Labor

•Enkephalin- und ß-Endorphin-Spiegel
•Tryptophan und Serotonin im Serum
•Melatonin-Serotonin-Verhältnis
•Substanz P im Liquor, Vanillin-Mandelsäure im Urin
•Hämokinin
•Somatomedin C
•Carnitin
•Lysin

Noch zu Untersuchen

(3. Kapitel)

Nuklearmedizin. Untersuchungen, Computertomographie (CT), Kernspin (MRT) + Röntgen

(Tragen Sie hier Datum und Ergebnis der Sie betreffenden Untersuchung ein: Beispiel
24.11.2007 CT/LWS: Bandscheibenprotrusion L4-5, Dr. X in Y)

....

....

....

....

....

....

....

....

....

....

....

....

....

....

....

....

Nuklearmedizin. Untersuchungen, Computertomographie (CT), Kernspin (MRT) + Röntgen

(Tragen Sie hier Datum und Ergebnis der Sie betreffenden Untersuchung ein: Beispiel
24.11.2007 CT/LWS: Bandscheibenprotrusion L4-5, Dr. X in Y)

....

....

....

....

....

....

....

....

....

....

....

....

....

....

....

....

Muskelschmerz bewirkende Medikamente (4. Kapitel):

a) Gruppen

b) Namen

a) **Medikamenten-Gruppen, die Muskelschmerzen verursachen können (die Mechanismen, wonach das geschieht, lassen sich ohne die Mithilfe der Hersteller wohl kaum klären):**

Aknemittel (Vit.-A-Säure)
Alpha-1-Rezeptorantagonisten
Alpha-2-Rezeptoragonisten (als Antihypertonika oder Anti-Glaukommittel)
Amphetamine
Anabole Steroide
Antiallergika
Antibiotika, v.a. Aminoglykoside (Amikacin, Framycetin, Genta-, Netilmicin, Neo-, Strepto-, Tobramycin)
Antidepressiva
Antiemetika
Antifibrinolytika
Antihistaminika
Antimykotika
Antiöstrogene
Antiparkinsonmittel
Anxiolytika (Buspiron)
Asthmamittel
Benzodiazepine
Bisphosphonate
Calciumantagonisten: Diltiazem, Gallopamil, Verapamil
Cholesterinsynthesehemmer
Fluorierte Corticoide
Diuretika
Grippe-Impfstoffe
H^2-Rezeptor-Antagonisten
Interferone
Laxantien = Abführmittel
Lipidsenker
Malariamittel
MAO-hemmer

Myotonolytika (Muskelrelaxanzien)
Nikotin-Entwöhnungsmittel
Opiat-Antagonisten
Prostaglandinderivate
Protonenpumpenhemmer
Psychopharmaka
Schlafmittel
Statine
Tetrazykl. Antidepressiva
Thrombozyten-Aggregationshemmer
Thyreostatika
Tranquillizer
Tuberkulostatika
Vit.-D-Analoga
Virus-Impfstoffe
Virustatika
Zytostatika

b) **Medikamente, die Muskelschmerzen verursachen können:**

Abelcet®	**Accuzide**	**Acclasta®**
Actimax®	**Aggrenox®**	**Aeromax®**
Agopton®	**Alendronat**	**Alexan®**
Alfacid®	**Alfamedin®**	**Alna®**
Aknefug®	**Aknenormin®**	Allergo-COMOD®
Allergocrom	**Allergoval®**	**Alkohol**
Alphagan®	**AmBisome® Amlo..(dipin)**	**Amparo®**
Amphotericin B	**Antabus®**	**Antiparkin®**
Antra®	**Anxut®**	**ARA-cell®**
Arava®	**Arterioflexin**	**atemur®**
Avalox®	**axicarb®**	
Baclofen	**Bekunis®Drg.**	**BeL Simvastatin**
Benazepril	**Bespar®**	**Bikalm®**
Bocatriol®	**Bondronat®**	**Bonviva®**
Botox®	**Burinex®**	**Buscopan®**
Busp®		
Campral®	**Car®**	**Carbimazol**
CARBO-Cell®	**Carbomedac®**	**Carboplat**
Carboplatin	**Cardular®**	**CarLich®**
Carvecard®	**Carvedi...(lol)**	**Catapresan®**
CellCept®	**celltaxel®**	**Champix®**
Cibacen®	**Cicloral®**	**Ciclosporin**
Cime... (tidin)	**Cimetidin**	**CimLich®**
Clonidin	**Clonid-Ophthal**	**Colimune®**
Combivir®	**Cromo ...**	**Cymbalta®**
Cytarabin HEXAL		
Dalmadorm®	**Dancor®**	**Decostriol®**
Dedrogyl®	**DepoCyte®**	**Diblocin®**
Dilatrend®	**Dimetil®**	**Diovan®**
Disalunil®	**Dispaclonidin®**	**Dispacromil®**
Diursan®	**DNCG®**	**Dociretic®**
Doxacor®	**Doxagamma®**	**Doxazo...**
Duolip®	**Dysport®**	

Elmendos® Emestar® Emtriva®
Enoxor® Esidrix®

Fareston® Farmistin® Femara®
Fluad® Fluctin® Flui-DNCG®
Flurazepam

Gabapentin Gastroprotect® Gemfi®
Gevilon® Glivec® Gopten®
Goserelin®

H^2-Blocker ratiopharm HAEMATO-carb®
Haemiton® HCT... Hivid®
Hygroton® Hypnorex®

Immunosporin® InfectoBicillin® Intal®
IntronA® IsoCROM® Irtan®
Isoderm® Isotret-HEXAL Isotretinoin-ISIS
Isotretinoin-ratiopharm ISOTREX®

Jutagilin® Jutalar®

Kivexa®

Lanzor® Lariam® Lasix®
Lebic® Leukeran® Lipo Merz
Lioresal® Lithium Lithium
Apogepha
Lithium-Aspartat Lomupren® Luminal®
Lova... Lovastatin
Lyovac-Cosmegen® Lyrica® Lysthinon®

Marinol (Dronabinol) Mevinacor® Mianeurin®
Mianserin-. Mirtazapin-. Mirtazelon®
Mirtazza® Movergan® Myfortic®

Nalidixinsäure Nemexin® Neocarbo®
NeoTaxan® Neurontin® Nexium®

Nicorette®	Nicotinell®	nikofrenon®
NiQuitin®	Norvasc®	
Omnic®	Onkocristin®	Opticrom®
Osteotriol®		
Paclitaxel-...	Paediacrom®	Pantolax®
Pantozol®	Paracefan®	Pentatop®
Pertenso®	Prazosin-ratiopharm®	
Primidon-Holsten	Prisma®	Prostadil®
Prostalitan®	Prostazid®	
Querto®	Quilonum®	
Remergil®	Regelan	Rescula®
Riamet®	Ribocarbo®	Ribomustin®
Ribotax®	rifun®	Roaccutan®
Rocaltrol®	Roferon®-A	
Sabril ®	Sandimmun®	Selegilin
Selemerck®	Selepark®	Selgimed®
Serevent®	Silkis®	Singulair®
STAMARIL®	Staurodorm®	Stilnox®
Subutex®	Succinylcholin	Synarela®
Tagamet®	Tamox(ifen)	Tamsu-Astellas®
Tamsu-Q/-block	Tamsulosin	usw.
Tamsublock®	Tamsumedin®	Tarka®
Taxol®	Taxotere®	Telfast®
Tensoflux®	Teveten®	Thombran®
Tolvin®	Travatan®	Trazodon
Trizivir®		
Udrik®	Uriduct®	
Vanco-Cell®	Vancomycin	
Vanco-saar/-sandoz	Videx®	
Vincristin(e,-sulfat)	Vistabel®	Vividrin®

Wellvone®

Xalatan®	**Xenical®**	**Xeomin®**
Xilopar®	**Xyrem®**	

Yentreve®

ZOCOR®	**Zoladex®-Gyn**	**Zoldem®**
Zolpidem-...	**Zolpinox®**	**Zometa®**
Zyban®		

IMPFSTOFFE:
ACWY
(Mencevax ACWY Meningokokken-Polysaccharid-Impfstoff)
Influenza Virus Vaccine
Inflexal, Influsplit, Influvac
Japanese encephalitis virus vaccine
Je-Vax
Mencevax Meningococcal Vaccine
Merieux Inactivated Rabies Vaccine
Rabies vaccine
NeisVac-C
Q-Vax Gelbfieberimpfstoff, STAMARIL
Yellow Fever Vaccine

Es können bestimmt noch mehr gefunden werden. Schwierig ist immer der Nachweis. Je mehr solcher Medikamente jedoch zusammen genommen werden, desto wahrscheinlicher wird eine mehr als additive Interaktion, das bedeutet, dass die Einzelwirkungen nicht addiert werden, sondern sich gegenseitig „aufschaukeln", bis es zu einem ernsthaften Problem kommt.

Weitere Möglichkeiten, wie Medikamente in das komplexe und komplizierte Transmitter-System eingreifen:

- Wiederaufnahme von Transmittern oder deren Ausschüttung hemmen

- Anbindung von Transmittern an ihre Rezeptoren fördern oder verlängern
- Hormone nachahmen oder deren Ausschüttung hemmen
- Rezeptoren induzieren, oder erregen, oder verändern, oder besetzen ohne Erregung
- Zytokine nachahmen oder deren Ausschüttung hemmen
- Zellen an der Teilung hindern
- Proteinsynthese hemmen, z.B. auch die der Rezeptoren
- Replikation von RNA oder DNA hemmen

Wahrscheinlich wirken auch viele pflanzliche Mittel in ähnlicher Form und auch schon in homöopathischen Dosen, wenn sie nicht gerade hochpotenziert sind.
Auch Akupunktur dürfte durch das „Anschubsen" von Kaskaden im hochkomplexen Transmittersystem gewisse Wirkungen haben und unterstützen, dazu dürfte dann auch ein gewisser Erkennungsfaktor hinzukommen, wenn eine solche Therapie bereits einmal geholfen hat.
Deshalb ist es wichtig, über alle Therapieformen bzw. ihre Wirkungen Aufzeichnungen zu machen, wenn man mehr über sich selbst wissen will.
Die Unterschiede der Menschen kommen ja u. a. zustande, weil sie ähnliche, aber nicht genau gleiche Rezeptoren oder Rezeptoren-Ausstattungen besitzen oder verschieden durch Rezeptoranpassung reagieren können, was erklärt, warum Medikamente bei verschiedenen Leuten verschieden stark oder unterschiedlich schnell wirken.
Je nach Reaktionsweise kommt es dann zu Abhängigkeiten bei manchen Personen, nicht aber bei anderen. Es kann durchaus passieren, dass durch eine besondere Kost oder Lebensweise aufgrund bestimmter Rezeptor-Austattung eine Abhängigkeit von einer Substanz entsteht, die bei anderer Kost oder Lebensweise nicht entstanden wäre. Da erst etwa 2% des menschlichen Proteoms bekannt sind (im Unterschied zum Genom, das praktisch vollständig entschlüsselt ist), ist noch viel zu tun, bis diese Art von Rezeptoraustattungen bekannt und für die alltagsmedizinische Behandlung nutzbar sein wird. Dann kann allerdings dieses Buch vielleicht 30-mal so dick werden.

Ursachen für alle muskulär beeinflussten Reaktionen

(5. Kapitel)

a) Medikamente b) komplexe Vorgänge

a) Wenn Medikamente auf Muskeln einwirken, tun sie das nicht nur auf den noch gesunden und funktionierenden Muskel – wie weiter oben beschrieben --, sondern evtl. auch auf die Wiederherstellung der abgestorbenen und zu ersetzenden Muskelfaser, also über die Verhinderung der Zellteilung und verwandte Mechanismen, was ein Grund wäre, z.B. Colchizin niemals über längere Zeit zu nehmen, da es den Zellwiederaufbau hindert, auch wenn es Gichtanfälle gut kupieren kann. Ähnlich schadet auch die Hemmung der Cyclooxygenase dem geordneten Wiederaufbau von intakten und beweglichen Muskelzellen und führt stattdessen zu einer Fibrosierung und Vernarbung, die ihrerseits wieder in einer ungleichmäßigen Belastung der anhängenden Sehnen resultiert, so dass dann Probleme der Sehnen, genannt Ansatztendinosen, die Folge sind – eine meist schmerzhafte (und viele Jahre später auftretende) Folge, die sich nicht so einfach mehr behandeln lässt. Verschärft wird diese eher nachteilige Wirkung dann noch durch die magenschützenden Mittel wie Omeprazol.

Eine nützliche Datenbank für jeden, der mehr über gewisse Substanzen wissen möchte:
http://www.drugbank.ca/
http://chem.sis.nlm.nih.gov/chemidplus
http://www.akdae.de/cgi-bin

b) Medikamente können Enzyme hemmen, oder Rezeptoren besetzen. Sie wirken auf Ionen-Kanäle der Zellen, ahmen second messengers (intrazelluläre Botenstoffe) nach, stören den Aufbau oder Abbau von Transmittern, Proteinen, Enzymen und Rezeptoren, verändern die Replikation der Erbsubstanz oder den Wiederaufbau von Zellen oder wichtigen Zellbestandteilen oder sorgen für falsche – aber täuschend ähnliche – Transmittersubstanzen.

All das verändert die vielen Schalt- und Regelkreise im Organismus, die alle miteinander im Gleichgewicht stehen müssen, wirft manchmal ganze Kreisläufe aus der Bahn, gleichsam einer Großbaustelle mitten in der Stadt, die zu Verkehrsumleitung, Stau, Gehupe, Luftverschmutzung führt, was sich dann in den bekannten Nebenwirkungen wie Übelkeit, Erbrechen, Kopfweh usw. äußert. Dass so viele dieser Nebenwirkungen an der Muskulatur – ob glatt, ob quergestreift – entstehen, verwundert nicht, wenn man bedenkt, wie eng Nervensystem und Muskeln und Immunsystem verzahnt und vergesellschaftet sind.

Würden keine Zellen absterben und dann durch gesunde und neue ersetzt werden, dann würde der Darm einer 80-jährigen Person mehrere Kilometer lang geworden sein, das Knochenmark vielleicht 2 Tonnen wiegen, die Muskeln würden sich aber selbst ersticken und mit totem Material angefüllt sein, da selbst bei jedem Muskelkater Zellen bzw. Muskelfasern zwangsweise untergehen – und dann wieder ersetzt werden, während dieses Umbaues verhindert der Schmerz die Überlastung.
Blockieren jetzt Medikamente wie die Antiphlogistika die Zellerneuerung und den Wiederaufbau, dann wird die Muskelmasse durch Vernarbung ersetzt, nach außen hin erscheint der Muskel gleich dick, aber im Inneren wird er immer weniger funktionsfähig. Dementsprechend werden bei anfälligen Leuten die Muskeln auch immer früher wieder überlastet und immer leichter schmerzhaft, so dass man in manchen Fällen chronisch gewordener Muskelschmerzen den Trainingsmangel und diesen soeben geschilderten Mechanismus vermuten kann.

Raum für Notizen: welche der oben oder unten gelisteten Medikamente haben Sie über längere Zeit genommen? Wie lange und in welcher Menge?

Schmerzlindernde Medikamente

(6. Kapitel)

So seltsam das klingt, Mittel gegen Schmerzen können selbst auch Muskelschmerzen verursachen, deshalb tauchen viele Namen in dieser Liste auf, die auch schon in der Liste der schmerzverursachenden Medikamente zu finden waren. Ein Grund mehr, genau Buch zu führen, wie die Wirkungen eines jeden eingenommenen Medikamentes waren. Erklärlich ist dieses Paradoxon nur mit Hilfe der Neurotransmitter, die eben – je nach Zelle und Rezeptor – bremsende oder stimulierende Wirkungen haben können:

Aerius®, Desloratidin
Alprazolam, Tafil®
Amitriptylin (beta, ct, neuraxpharm, Sandoz)
Atarax®, Hydroxyzin
Buspiron, Bespar®,
Carisoprodol (derzeit nicht in D)
Clonazepam, Rivotril®,
Clonidin, Catapresan®:
Cymbalta®, Duloxetin
Desipramin, Petylyl®
Desloratidin, Aerius®
Diphenhydramin, Betadorm®, Dolestan®, Emesan®, Vivinox®
Duale Serotonin-Wiederaufnahmehemmer: Duloxetin, Venlafaxin, Milnacipran
Duloxetin, Cymbalta®
Flunitrazepam, Flunibeta®, Fluninoc®, Rohypnol®
Fluoxetin, Fluctin®, Fluoxe..., Fluxet®
Flupirtin (Katadolon, Trancopal Dolo)
Fluvoxamin, Fevarin®, Fluoxa...
Gabapentin, Neurontin®,
Hydroxyzin, AH3®, Atarax®, Elroquil®
Imipramin, Pryleugan®, Tofranil®
Katadolon®, (Flupirtin)
Lyrica®, Pregabalin
Milnacipran (derzeit nicht in D)
Nabumeton, Relifex®
Natrium-Oxybat (derzeit nicht in D)

Neurontin®, Gabapentin
NMDA-Rezeptorantagonisten: Ketamin, Dextromethorphan, Memantin (Axura®), Amantadin, Methadon, Dextropropoxyphen, und Ketobemidon (nicht in D)
Mirtazapin, MirtaLich®
Nefazodon, Nefadar®
Nortriptylin, Pamelor ®
Ondansetron, Zofran®
Pamelor ®, (Nortriptylin)
Paxil®, (Paroxetin)
Paroxetin, Paxil®
Petylyl® (Desipramin)
Piracetam, Avigilen®, Cerepar®, Nootrop®, Sinapsan®
Pramipexol, Sifrol®:
Pregabalin, Lyrica®,
Propranolol, Dociton®, Elbrol®, Obsidan®, Prophylux®
Relifex®, Nabumeton
Rivotril®, Clonazepam
Sertralin, Zoloft ®
Sifrol®, (Pramipexol)
Sonata® (Zaleplon)
Tafil®, (Alprazolam)
Temazepam (z. B. Remestan®, Planum®, Pronervon®):
Tramadol, Amadol®, Tial®, Tramal®, Tramundin®, Travex®
Trancolong®einmal tägl., (Flupirtin)
TrancopalDolo®, (Flupirtin)
Trazodon-Hexal/Neuraxpharm
Trimipramin, Herphonal®, Stangyl®, trimidura®, Trimineurin®
Trizyklika - Amitriptylin oder Cyclobenzaprin
Tropisetron, Navoban®
Venlafaxin, Trevilor®
Zaleplon, Sonata®
Zofran®, Ondansetron,
Zoloft ®, Sertralin
Zolpidem, Stilnox®:
Zyprexa ®, Olanzapin

Therapieformen

(7. Kapitel)

Zunächst einmal ist wichtig, eine Basis für eine effiziente Therapie herzustellen. Viele Enzyme benötigen die richtige Temperatur und ein passendes Säure-Basen-Verhältnis, um optimal funktionieren zu können, ob diese Enzyme nun in der Zelle, oder auf der Zellwand sitzen. Ein Organismus, der sich täglich zu viele Säuren zuführt, kommt ähnlich in eine Stresssituation wie eine Stadt, in der zu viele Autos zu viele Abgase produzieren.

Deshalb sollte der Körper von Zeit zu Zeit für eine oder zwei Wochen überwiegend mit basischen Lebensmitteln ernährt werden, früher bekannt als Kartoffel-Reis-Diät (Eigelb war erlaubt). Als Hilfe diese Liste mit den Eigenschaften der Lebensmittel:

1. Basenspendende Nahrungsmittel

Auberginen, Beeren aller Art, Blattgemüse, Blumenkohl, Borretsch, Chicoree, Dörrobst, Eigelb, Gemüsefrüchte (Gurke, Kürbis, Tomate, usw.), Gemüsesuppen, Kartoffeln (z.B. Pellkartoffeln), Kartoffelpress-Saft, junge Karotten, Kastanien, Knoblauch, Kohlrabi, Koriander, Kresse, Kümmel, Kürbis, Lauch, Mandeln, Mangold, Meerrettich, Milch (roh), Mineralwasser ohne Kohlensäure, frisches reifes Obst, Paprika, Pilze, Radieschen, Rettich, Rote Beete, Rotkohl, Sahne, alle Salate (auch Löwenzahn, Brennessel), Schalotten, Sellerie, Sojabohnen, Spinat, Sprossen, Vorzugsmilch, Weißkohl, Wirsing, Wurzelgemüse, Zucchini, Zwiebel,

Wildkräuter, Gewürzkräuter: Majoran, Oreganon, Petersilie, Rosmarin, Salbei, Schnittlauch, Thymian, u. a.,

2. Neutrale Nahrungsmittel

Butter, Hirse, Naturreis, Leitungswasser, naturbelassene Fette und Öle, frische Walnüsse,

Kombinationen der ersten und dritten Gruppe

3. Säurespendende und säureerzeugende Nahrungsmittel

3.a. Säurespender

Ei (Eiweiß ist säureüberschüssig, nur Eigelb allein ist basisch), Erdnüsse, Essig, Fisch, Fleisch, Fleischbrühe, Geflügel, Hülsenfrüchte wie Bohnen (Ausnahme: Sojabohnen), Erbsen, Linsen, Innereien (Leber, Nieren, Hirn), Käse, Müsli, Quark, Rosenkohl, Senf, Spargel, Speck, Vollwertgetreide (am wenigsten

Hafer, Dinkel, Hirse), Wild, Wurst, unreif geerntetes Obst, stark kohlensäurehaltige Getränke, Sekt, verschiedene Industriegetränke, wie Cola

3.b. Säureerzeuger

Alkohol, Artischocken, Bier (am wenigsten von den Alkoholen), Bohnenkaffee, Eistee, Fabrikzucker, Früchtetee, Kaffee, Konfekt, Kuchen, Makkaroni, Nudeln, Schokolade, Spaghetti, Speiseeis, Süßigkeiten, süße Torten, Teigwaren, Weißmehlprodukte, Zwieback, geschälte und polierte Getreide, polierter Reis, weiße bis graue Brote, gehärtete, raffinierte Fette und Öle, gehärtete Margarinen, Limonadengetränke (Cola usw.), Tee (schwarzer, grüner, weißer)

Sodann ist entscheidend, den Vitaminhaushalt zu ergänzen, wo immer durch Mehrbedarf oder nicht mehr ausreichende Zufuhr ein Defizit entstanden ist.

Betacarotin: Vorstufe des Vitamin A, steuert die Nähr- und Sauerstoffversorgung des Gehirns, sorgt für gesunde Knochen und Haut. Bei einem Mangel entstehen schneller Infektionen, weniger Geschlechtshormone, leichter Schäden an Haut und Schleimhäuten.

Vitamin B1: Bildung von Neurotransmittern und Regeneration von Glutathion, Förderung Energiestoffwechsel der Nervenzellen.

Vitamin B2: Regelt den Energiehaushalt des Gehirns und der Mitochondrien, fördert die Sauerstoffversorgung für Gehirn- und Nervenzellen; es vermindert Reizbarkeit und nervöse Stimmungen; hat sich bei Lernschwierigkeiten und psychischen Leiden bewährt.

Vitamin B6: wird zur Bildung mehrerer Botenstoffe (Noradrenalin, Dopamin und Serotonin) benötigt. Es verbessert die Konzentration und hilft bei Lernschwierigkeiten.

Vitamin B12: Ein Mangel kann zu Apathie, Gedächtnisschwäche, Konzentrationsstörungen führen. Es ist wichtig für die Sauerstoffversorgung des Gehirns.

Vitamin C: Bildung der Neurotransmitter Dopamin, Adrenalin, Noradrenalin; hilft bei der Entgiftung der Schwermetalle; wichtig für die Übertragung der Informationen zwischen einzelnen Zellen.

Vitamin E: Schützt vor den negativen Wirkungen des Methylquecksilbers und dient vor allem als Radikalenfänger. Die letzte Eigenschaft ist im Hinblick auf ungesättigte Fettsäuren besonders wichtig, denn das Gehirn benötigt diese Substanzen.

Diese Liste beschreibt in der Reihenfolge der Häufigkeit, welche Vitamine gerne fehlen und worin sie enthalten sind:
Vitamin C: Mangel bei 40-50% der Bevölkerung, Vorkommen: *Acerolakirschen, Brokkoli, Grünkohl, Hagebutten, Johannisbeeren, Kartoffeln, Kiwi, Milch, Paprika, Sanddorn, Zitrusfrüchte, grünen Pflanzen, und Leber*; auch synthetisch erhältlich.

Vitamin D: Mangel bei 15-50% der Bevölkerung, v.a. im Frühjahr, Vorkommen: *Eier, Fisch, Leber, Milch*

Vitamin B1: Mangel häufig bei Alkoholikern, Vorkommen: *Fleisch, Getreide, Nüsse und Gemüse*

Vitamin B12: Mangel bei 6 – 60% der Bevölkerung, je nach Alter zunehmend, Vorkommen: *Eier, Fisch, Fleisch, Käse, Milch und Milchprodukte*

Auch an Spurenelementen und essentiellen Aminosäuren entsteht immer häufiger ein Mangel, der zwar nicht immer schmerzt, aber gerne weitere Probleme mit sich bringt:
Chrom: **Mangel begünstig Diabetes, erhöhte Cholesterinspiegel (LDL-Cholesterin), erhöhte Blutfette und Arteriosklerose**
Kupfer: **Appetitlosigkeit, Eisenmangel, Gewichtsverlust, Herzrhythmusstörungen, Infektanfälligkeit, Karies der Zähne, Lernschwäche, Pigmentstörungen, Schlafstörungen.**
Mangan: **schlechte Knochenheilung, dünne Knochen**
Molybdän: **Harnsäureerhöhung, Gicht, Zahnkaries**
Selen: **Vermehrte Infektions- und Krebsanfälligkeit, Bluthochdruck- und Infarktgefahr, Leberfunktionsstörungen, rheumatische Erkrankungen**
Zink (aktiviert mehr als 200 Enzyme): **Appetitlosigkeit, Ekzeme, Geruchs-, Geschmacksverlust und trockene Haut, brüchige Nägel und Haarausfall, Schuppenflechte**

Aminosäuren
z.B. Arginin, Asparaginsäue, Phenylalanin, Taurin, Tryptophan, Tyrosin, Leucin, Isoleucin, Valin

Der Energiestoffwechsel kann „wie gelähmt“ sein, wenn die Energieträger nicht mehr von den Mitochondrien durch das Zellplasma bis zur Zellwand oder von der Zellwand nicht mehr durch die zwischen den Zellen befindliche Matrix bis in den Blutstrom gelangen können, weil diese Medien dicklich geworden und ausgeliert sind, wie man das leicht an den verfestigten Geweben alter Lymphödeme sehen kann, meist an den Unterschenkeln, besonders gerne nach Thrombosen oder – schmerzhafter – beim sogenannten Sudeck-Syndrom. Dass es dort etwas mit der nervösen Versorgung zu tun hat, ist inzwischen international anerkannt.

Also muss der Energiestoffwechsel angestossen werden und die Matrix und das Zellplasma verflüssigt, z.B. durch viel trinken, viel Bewegung und die Energieproduzenten anschiebende Substanzen:
Verbesserung: Ubichinon (Q 10), Zitronensäurezyklus-Präparate, Kalium-Magnesium-Aspartat

Wenn Sie gerne mit Schüssler-Salzen etwas versuchen wollen, hier ist die Liste (bis zu 1Tabl. alle 10 Min. bei Fibromyalgie-Syndrom = FMS)
Nr. 1. Calcium Fluoratum
Nr. 4. Kalium Chloratum
Nr. 9. Natrium Phosphoricum
Nr. 11. Silicea
Nr. 16. Lithium chloratum
Nr. 19. Cuprum arsenicosum
Nr. 23. Natrium bicarbonicum

Es gehen aber auch
Nr. 2 Calcium phosphoricum
Nr. 3 Ferrum phosphoricum
Nr. 7 Magnesium phosphoricum

Im Großen und Ganzen ist aber eher zu erwarten, dass nur speziell für Ihren Fall ausgesuchte Mittel wirklich helfen können, wenn sie den richtigen „Schubs" an der richtigen Stelle in diesem unglaublich großen Uhrwerk, das unser Körper darstellt, geben. Dazu ist erforderlich, dass alle Regelkreise funktionieren und nicht Mangelzustände eines Kreises am Rande durch ein Zuviel mit anderen Substanzen in der Mitte der „Schmerzbahnen" ausgeglichen werden sollen, was dann wieder zu neuen Problemen führt.

Therapiemöglichkeiten bei Schmerzerkrankungen

Kreuzen Sie an, welche Therapie Sie schon versucht haben, und schreiben dahinter, wie der Erfolg war (6= schlechter, 5= eher schlechter, 4= gleich bleibend, 3= kurz besser, 2= gut, 1= sehr gut und lang) :

Aderlass [ ]

Akupressur (TCM) [ ]

Akupunkt-Massage nach Penzel, [ ]
ähnl. der Akupressur nach chinesischem Vorbild

Akupunktur (TCM) [ ]

Alexandertherapie [ ]

Aromatherapie [ ]

Atemtherapie [ ]

Ausleitung, Verfahren: Blutegelbehandlung, Baunscheidt-Verfahren, blutige und unblutige Schröpftherapie, Aderlaß, Cantharidenpflaster, Mikro- und Minifontanelle [ ]

Autogenes Training [ ]

Ayurveda [ ]

Bachblüten [ ]

Bäder-/Balneotherapie [ ]

Baunscheidtieren [ ]

Bewegungslehre n. Klein-Vogelbach [ ]

Bewegungsbad [ ]

Bewegungstherapie	[_]
Biofeedback	[_]
Bioresonanz	[_]
Blutegel	[_]
Bobath/Erwachsene	[_]
Breuß-Massage	[_]
Brügger	[_]
Brunkow	[_]
Cantharidenpflaster	[_]
Chelat-Therapie	[_]
Chiropraktik /Chirotherapie	[_]
CO-2-Bäder	[_]
Colon-Hydrotherapie	[_]
Cranio-SakraleTherapie	[_]
Cyriax-Therapie	[_]
Dampfbad	[_]
Diadynamische Ströme n. Bernard	[_]
Dorn-Therapie	[_]
Edelsteine	[_]

Eigenharn, Eigenurin-Behandlung [_]

Elektro-Akupunktur n. Voll [_]

Elektro-Neural (Croon) [_]

Elektrotherapie [_]

Entspannungstherapie [_]

Entwicklungskinesiologie [_]

Enzymtherapie [_]

Ernähr./Fasten [_]

Ernähr./Vollwertkost [_]

Eutonie (Alexander) [_]

Exponentialstrom [_]

Faradisation [_]

Farbtherapie [_]

Feldenkrais [_]

Forced Use Therapy FUT [_]

Funktion. Entspann/Fuchs [_]

Fußreflexzonenmassage [_]

Galvan. Strom [_]

Gelee Royal [_]

Gewaltfreie Kommunikation (GFK) [_]

Ginseng [ ]

Grinberg [ ]

Güsse [ ]

Hämarginat bei Porphyrie [ ]

Hämatogene Oxidation [ ]

Hay'sche Trennkost [ ]

Heilstollen Bad Gastein [ ]

Hildegard von Bingen [ ]

Hochfrequenz [ ]

Hochvolt [ ]

Hydroelektr. Bäder [ ]

Hydrotherapie [ ]
siehe Bäder-/Balneotherapie

Hypnosetherapie [ ]

Instinkt-Ernährung [ ]

Interferenzstrom Nemec [ ]

IT-Kurve [ ]

Kältekammer [ ]

Kinesiologie [ ]

Kohlensäure-Wassergas [ ]

Kolonther./Vogler-Krauß [ ]

Kolon-Hydrotherapie [ ]

Konzentrat.Beweg.-Therap [ ]

Kryotherapie (lokale) [ ]

Kryotherapie (Ganzkörper) [ ]

Lasertherapie [ ]

Lebensbaum-Therapie [ ]

Luftsprudelbad [ ]

Magnetfeld-Therapie [ ]

Maitland-Therapie [ ]

Makrobiotik [ ]

Man.Segm.Ther./Quilitzsch [ ]

Manuelle Therapie [ ]

Maria Theben [ ]

Massage/Bindegewebe [ ]

Mass./Bürsten [ ]

Mass./Kolon [ ]

Mass./Muskelreflexzonen [ ]

Mass./Periost [ ]

Mass./Akupunkt (Penzel) [ ]

Mass./Klassische [ ]

Manuelle Lymphdrainage (Vodder) [ ]

Mass./Unterwasser [ ]

Mayr-Kur [ ]

McKenzie [ ]

Meditation [ ]

Misteltherapie [ ]

Moxibustion (Moxa) [ ]

Musiktherapie [ ]

Muskeldehnung [ ]

Nadelimpulsstrom [ ]

Neuraltherapie n. Huneke [ ]

Neurofeedback [ ]

Niederfrequenz [ ]

NSOP (Siener) [ ]

Ohr-Akupunktur [ ]

Ortho-Bionomy® [ ]

Orthomolekul. Medizin [ ]

Osteopathie [ ]

Ozontherapie [ ]

Physio-Energetik [ ]

Progress. Muskel-Enspanng.
n. Jacobsen [ ]

Prop.Neuromusk.Fascilitation (PNF) [ ]

Psychomotorik [ ]

Qigong [ ]

Radon-Thermalbäder [ ]

Reiki [ ]

Rolfing [ ]

Rückenschule [ ]

Rückenstützbandage [ ]

Sauerstoff-Infusionstherapie [ ]

Sauerstoff-Ionen-Therapie [ ]

Sauerstoff-Mehrschritt (Ardenne) [ ]

Sauerstofftherapie [ ]

Sauna/Dampfbad [ ]

Schaarschuch-Haase [ ]

Schädelakupressur [ ]

Schlingentisch [ ]

Schröpfen [ ]

3d-Skoliose/Schroth [ ]

Schroth-Kur [ ]

Schwellstrom: (= Elektrotherapie) [ ]

Schwimm "Halliwick" McMilian [ ]

Shiatsu [ ]

Stochast. Reizstrom [ ]

Stretching [ ]

Symbioselenkung [ ]

Taichi [ ]

Tanztherapie [ ]

Teebaumöl-Therapie [ ]

TENS [ ]

Therapeut. Reiten [ ]

Thermoregulation [ ]

Thermotherapie [ ]

Theurer (Vit Organ) [ ]

Thymustherapie [ ]

Tuina-Massagen [ ]

Ultra-Reizstrom/Träbert (=Elektroth.) [ ]

Ultraschall(= Elektrotherapie) [_]

Vegetarismus [_]

Vitalogie [_]

Vojta [_]

Wärmetherapie [_]

Waschungen [_]

Wickel [_]

Wiedemann-Kur [_]

Yoga [_]

Zilgrei-Therapie [_]

Welche Untersuchungen haben Sie schon machen lassen:

Haarmineralanalyse [_]
Haartoxinanalyse [_]
Irisdiagnostik [_]
Andere:...
....
....
....

Welche Medikamente haben Sie mit welchem Erfolg probiert?

Aminosäuren [_]

Homöopathie, klass. [_] **was:**

Nosodentherapie [_]

Phytotherapie/klass. [ ]

Spagyrik [ ]

Vitamine/Minerale/ Spurenelemente [ ]
- **Eisen** [ ]
- **Fluor** [ ]
- **Jod** [ ]
- **Kobalt** [ ]
- **Kupfer** [ ]
- **Mangan** [ ]
- **Molybdän** [ ]
- **Selen** [ ]
- **Vit. A** [ ]
- **Vit. B1 (Thiamin)** [ ]
- **Vit. B2 (Riboflavin)** [ ]
- **Vit. B3 (Niacin)** [ ]
- **Vit. B5 (Pantothen)** [ ]
- **Vit. B6 (Pyridoxin)** [ ]
- **Vit. B8 (Biotin)** [ ]
- **Vit. B9 (Folsäure)** [ ]
- **Vit. B12 (Cobalamin)** [ ]
- **Vit. C (Ascorbinsäure)** [ ]
- **Vit. D (Colecalciferol)** [ ]
- **Vit. E (Tocopherol)** [ ]
- **Zink** [ ]
- **Zinn** [ ]

Nach Gruppen:

ACE-Hemmer [ ]

AIDS-Mittel [ ]

Aldosteronantagonisten [ ]

Alpha-Blocker [ ]

Analgetika:
-Codein [ ]
-Dihydrocodon [ ]
-Fentanyl [ ]
-Flupirtin [ ]
-Metamizol [ ]
-Morphin [ ]
-Novaminsulfon [ ]
-Paracetamol [ ]
-Tilidin [ ]
-Tramal [ ]

Antibiotika [ ]

Antidepressiva [ ]
-Amitriptylin [ ]
-Desipramin [ ]
-Imipramin [ ]
-Maprotilin [ ]
-Trimipramin [ ]

Antiemetika [ ]

Antiepileptika [ ]

Antihistaminika [ ]

Antiöstrogene [ ]

Antirheumatika:
-Acemetacin [ ]
-Arcoxia [ ]
-Aspirin [ ]
-Celebrex [ ]
-Diclofenac [ ]
-Ibuprofen [ ]
-Indometacin [ ]
-Meloxicam [ ]

-Lornoxicam [ ]
-Nabumeton, Relifex® [ ]
-Naproxen [ ]
-Oxaceprol, AHP200® [ ]
-Piroxicam [ ]
andere: ______________________ [ ]

Asthmamittel [ ]

Benzodiazepine [ ]

Beta-Blocker [ ]

Blutstillende Mittel [ ]

Brechmittel [ ]

Calzium [ ]

Cholesterinsenker:
-Fibrate [ ]
-Statine [ ]

Cholinesterasehemmer [ ]

Cortison, Cortikoide [ ]

Gerinnungshemmende Mittel [ ]

Gichtmittel [ ]

Harntreibende Mittel (Wassertabl.) [ ]

Hustenmittel [ ]

Hypnotika [ ]

Kalium [ ]

Lithium [ ]

Magnesium [ ]

Malariamittel [ ]

Muskelentspannende Mittel:
- Baclofen (Lioresal®) [ ]
-Carisoprodol [ ]
-Dantrolen, Dantamacrin® [ ]
-Diazepam, Valium® [ ]
-Tetrazepam, Musaril® [ ]
-Tizanidin, Sirdalud® [ ]
-Tolperison, Mydocalm® [ ]

Narkosemittel [ ]

...........Rezeptor-Agonist [ ]

...........Rezeptor-Antagonist [ ]

Riluzol (Rilutek®) [ ]

Schilddrüsenmittel [ ]

Schlafmittel [ ]

Sekretolytika [ ]

Serotonin-Wiederaufnahmehemmer [ ]
- Citalopram [ ]
- Escitalopram [ ]
- Fluoxetin [ ]
- Sertralin [ ]
- Milnacipran, Ixel® [ ]

Trazodonhydrochlorid [ ]

Tropisetron [ ]

Virostatika [ ]

Zytostatika [ ]

Andere, welche:

Hilfreich: www.wrongdiagnosis.com

www.drugs.com

Neurotransmitter

(8. Kapitel)

Neurotransmitter sind die Taktgeber unseres Lebens.

Sie dienen als Informationsträger zwischen einer signalgebenden und einer signalempfangenden Zelle.

Wenn man die Signalgebung im weitesten Sinne versteht, dann sind alle Zellen im Körper eingebunden in Ketten und Kaskaden von Signalverteilungen. Durch spezielle Rezeptoren (die man mit Brieftaubenschlägen vergleichen könnte) weiß eine Zelle, ob sie angesprochen werden soll oder nicht. Stimmt etwas nicht mit den Rezeptoren, dann kommt es zu Erkrankungen. Bestimmte Rezeptoren werden durch bestimmte Signale aber auch angeregt, sich zu vervielfältigen oder an Zahl zu verringern, dadurch wird die Empfangswahrscheinlichkeit hoch- oder heruntergeregelt.

Man könnte die Nervenbahnen mit Rohrpost, Fax- oder Telefonleitungen vergleichen, die Hormone mit Sirenen wie für den Luftschutz, oder – als Gewebshormon – mit Blaulicht und Sirene eines Notfallautos, sozusagen örtlich begrenzt in ihrer Funktion.

Bisher bekannte Neurotransmitter sind unten gelistet, die meisten davon kommen auch anderweitig im ganzen Körper vor, z.B. auch als Cotransmitter, das sind Helfer des eigentlichen Transmitters oder auch als Neuromodulatoren, d.h. sie beeinflussen die Übertragung im bremsendem oder förderndem Ausmaß, sozusagen ein Schalldämpfer oder Verstärker einer Sirene.

Auch einige Neuromodulatoren sind unten gelistet.

Ein Teil dieser Substanzen wird durchaus mit der Nahrung zugeführt, z.B. Glutamat, so dass mit Fug und Recht gesagt werden kann, dass die Nahrung auch den Zustand des Lebewesens beeinflusst.

Andere werden aus der Nahrung sehr rasch hergestellt, wieder andere brauchen längere Zeit, bis sie produziert werden können. Deshalb ist die Zusammensetzung der Nahrung auch so wichtig, denn wer würde schon hunderte von Faxgeräten einkaufen und sie alle in einem Raum aufstellen...

An der signalempfangenden Zelle sorgen Rezeptoren für die Aufnahme der Transmittersubstanz und dann für die Umsetzung in das eigentliche Signal, das häufig erst dann entsteht, wenn z.B. Natrium oder Calcium von der Zelle massiv aufgenommen oder abgegeben werden können, diese Aufnahme funktioniert z.B. über so genannte Ionenkanäle und leitet dann z.B. in einer Nervenzelle die

entsprechende Entladung und den Weitertransport oder das Wirksamwerden des empfangenen Signals ein.
In Muskelzellen führt dies zu Kontraktion, in Immunzellen zu Ausschüttung weiterer Gewebssubstanzen, auch als Gewebshormone bezeichnet.
Die Rezeptoren auf den Zellen sind nicht alle gleich, es gibt für die Aufnahme einer Substanz u. U. ganze Rezeptorfamilien, je nach Zelltyp können in den Zellwänden einer oder mehrere Rezeptoren eines ähnlichen Typs eingebaut sein, die z.B. auch unterschiedlich schnell arbeiten, so dass Signalverstärkungen oder Signalwiederholungen resultieren können.
Da der Abbau der Neurotransmitter in unterschiedlichen Organen unterschiedlich lange dauert, und da das, was in die Blutbahn gerät, u. U. an einem anderen Organ eine ganz andere Wirkung entfaltet, sind die Abläufe dieses Systemes sehr, sehr kompliziert und nicht einfach zu verstehen, in Verbindung mit den Hormonsystemen können jedoch solche Rhythmen erklärt werden wie z.B. die weibliche Regel, das Schlafbedürfnis, das Wiederaufleben von anderen Bedürfnissen wie Hunger, Lust auf Bewegung usw..
Der Körper kennt einige Regelmechanismen, die das überhohe Auftreten von bestimmten Neurotransmittern oder auch den Mangel daran ausgleichen können, z.B. durch die Entwicklung von entsprechend mehr oder weniger Rezeptoren, die Verstärkung oder Abschwächung von Gegenregelmechanismen usw..
Insgesamt wird das komplizierte Gleichgewicht eigentlich durch alles verändert, was wir tun oder lassen, eine Tasse Kaffee oder Tee bewirkt Veränderungen ebenso wie eine Zigarette geraucht, eine Stunde Sport gemacht und alles andere, was wir so tun oder lassen.
Je nachdem wie diese Regelmechanismen wieder zurückgeregelt werden können, entsteht eine gewisse Abhängigkeit, was erklärt, warum Raucher von ihren Zigaretten so schlecht loskommen.
Da es bislang fast noch menschenunmöglich ist, dieses komplexe System in seinen ganzen Erscheinungsformen zu verstehen, kann z.B. eine Medikamentenwirkung mit der Vielzahl ihrer Nebenwirkungen momentan nicht einfach berechnet werden, sondern muss am jeweiligen Patienten versucht werden.
Nun könnte man zwar vermuten, dass das Problem von der anderen Seite her angegangen werden könnte, z. B. durch das Etablieren von

Typisierungen: Frau Müller ist ein Histamin-Typ, Herr Maier ein Serotonin-Typ; aber dies kann nur bedingt weiterhelfen, da jeder Transmitter in eine Vielzahl von Schaltkreisen eingebunden ist, die ebenso gut durch wieder andere Faktoren beeinflussbar sind und durchaus auch einer größeren Anzahl von Gewohnheiten unterliegen.
Der eigentlich nötigen Befragung am nächsten kommt bisher die homöopathische Anamnese und Befragungsweise, weshalb diese auch weitgehend Eingang in das in diesem Buch vorliegende Befragungsschema gefunden hat. Wahrscheinlich müssen jedoch die bisher aufgestellten Fragen noch durch eine große Zahl weiterer ergänzt werden, der Autor ist hier sehr offen gegenüber allen Vorschlägen.
Stellen Sie sich vor, Sie wären Elektriker und man holt Sie auf einen Flugplatz: ein bestimmter Flugzeugtyp stürzt immer ab – und Sie sollen herausfinden, weshalb, aber die Schaltpläne können Sie nicht bekommen.
In dieser Lage befinden sich die Ärzte, sie bekommen geschildert, was nicht geht, aber ihr Wissen über die Neurotransmitter und die Schaltpläne ist bruchstückhaft und bei weitem nicht ausreichend für alle Reparaturen. Dazu nimmt manch ein Medikament und vor allem jede Infektion und obendrein die Ernährungsweise auch noch Veränderungen am Schaltplan vor und muss in der Folge berücksichtigt werden.

Diese sind die Substanzen, mit denen die Nervenzellen untereinander und mit anderen Körper- oder Immunzellen kommunizieren:

Acetylcholin
Adrenalin
Anandamid
2-Arachidonyglycerol
Bombesin
Dopamin

Dynorphin
Eikosanoide
Endorphin
Enkephalin
Exorphine
Γ-(Gamma-)Aminobuttersäure
Gastrin Releasing Peptide
Glutaminsäure
Glycin
Katecholamine
Leukotriene
Monoamine
Noradrenalin
Octopamin
Opioidpeptid
Opiorphin
Serotonin
Spurenamine
Stickstoffmonoxid

Originäre Wirkkreise verändernde Neuromodulatoren (9. Kapitel) siehe auch http://de.wikipedia.org/wiki/Neuromodulator /Neuropeptid

Kotransmitter **(inzwischen über 100 bekannt):**

ACTH: bewirkt in der Nebennierenrinde die Ausschüttung der Glucookortikoide, und regelt im Gehirn über die Melanocortinrezeptoren vegetative Funktionen

Angiotensin II: reguliert Blutdruck und Wasserhaushalt, verstärkt Muskelkontraktion

Antidiuretisches Hormon (ADH, Vasopressin): „Dursthormon", vermehrt die Rückresorption von Wasser in der Niere. Kann den Fieberanstieg begrenzen

Beta-Endorphin, Dynorphin, Enkephalin: Botenstoffe für die Schmerzregulation

Bombesin: bewirkt Sekretion verschiedener Botenstoffe im Magen-Darm-Trakt

Bradykinin: histaminähnlich, wirkt bei Entzündungen mit

Calcitonin Gene-Related Peptide: Gefäßerweiterung

Cholecystokinin: stimuliert Motilität und Sekretion im Magen-Darm-Trakt

Galanin: regelt die Motilität des Magen-Darm-Trakts, setzt verschiedene weitere Hormone und Neurotransmitter frei

Gastrin: für die Produktion von Magensäure verantwortl. (u.a.)

Glucagon: gebildet in den Alpha-Zellen der Bauchspeicheldrüse, erhöht den Blutzuckerspiegel

Insulin: gebildet in den Beta-Zellen der Bauchspeicheldrüse, reguliert die Glukosekonzentration im Blut, beeinflusst Aminosäure- und Fettstoffwechsel und den Kaliumhaushalt

Luteinisierendes Hormon (LH): Geschlechtshormon, fördert Eisprung und Gelbkörperbildung

Melanozytenstimulierende Hormone: sind im Gehirn über die Melanocortinrezeptoren an der Regulation von Hunger und sexueller Erregung beteiligt, peripher fördern sie in den pigmentbildenden Melanozyten die Melaninsynthese sowie die Melanozytenexpansion und die Pigmentdispersion, sie begrenzen die Fieberreaktion.

Motilin: wirkt anregend auf die Motorik des Magen-Darm-Trakts

Neuropeptid Y: unter anderen Funktionen im Gehirn Steuerung von Hunger und Angst, Kontrolle epileptischer Krämpfe, Regelung der Magen-Darm-Motorik
Neurotensin: hemmt Magensäuresekretion, stimuliert Darmkontraktion, setzt Glucagon frei
Oxytocin: kontrahiert die Gebärmuttermuskulatur und sorgt für die Entleerung der Milchdrüse
Proctolin: generelle Neurotransmitterwirkung, verstärkt Muskelkontraktion
Prolactin: fördert das Wachstum der Brustdrüse und die Milchproduktion
Secretin: erhöht die Natriumhydrogencarbonat-Produktion in Galle, Pankreas und Dünndarm
Somatostatin: hemmt Ausschüttung von Glucagon und Insulin in der Bauchspeicheldrüse
Substanz P: Neurotransmitter bei Schmerzrezeptoren und in Schmerzleitenden Neuronen des Rückenmarkes
Thyreotropin (TSH): stimuliert Hormonproduktion der Schilddrüse
Vasoaktives intestinales Peptid (VIP): erweitert Gefäße, hemmt Magensäureproduktion
***Stickstoffmonoxid* (NO):** relaxiert glatte Gefäßmuskeln
Spurenamine, zu den Spurenaminen gehören:
- **Tyramin**, strukturverwandt mit Dopamin, blutdruckerhöhend
- **ß-Phenylethylamin**, ebenfalls strukturverwandt mit Dopamin, regt ZNS an und erhöht den Blutzucker
- **Tryptamin**, strukturverwandt mit Serotonin und Melatonin, dier hieraus gebildet werden
- **Octopamin**, strukturverwandt mit Noradrenalin,erhöht Erregbarkeit von Muskelzellen

Monoamine, siehe http://de.wikipedia.org/wiki/Monoamine
Monoamine sind Derivate aromatischer Aminosäuren wie:
- Phenylalanin
- Tyrosin
- Histidin
- Tryptophan
- dazu zählen auch die Schilddrüsenhormone:
- Triiodthyronin (T3)
- Thyroxin (T4)

Weitere Beispiele für Neuromodulation
Katecholamine: (siehe http://de.wikipedia.org/wiki/Katecholamine)
Dopamin (DA)
Noradrenalin (NA) [Norepinephrin (NE)]
Adrenalin (A) [Epinephrin (Epi)]
Gewebshormone:
Serotonin (5-HT)
Melatonin
Histamin
Thyronamin

Vielleicht wird bis hier schon klar, wie verschachtelt und miteinander verwoben alle Stoffwechselvorgänge sind, dass sie sowohl vom Nervensystem, als auch von den Essgewohnheiten her beeinflussbar sind (z.B. enthält Schokolade viel Tyramin und Phenylethylamin, dazu Anandamid, Zitronen enthalten Octopamin), und dass sich in jeder Minute auf's Neue ein Gleichgewicht etablieren muss, damit die Lebensvorgänge ungestört ablaufen.
Würde man nur noch Schokolade essen, so würde sich an diesen Vorgängen etwas verschieben und das anfängliche Glücksgefühl bald verloren gehen, aufgrund des Mangels an anderen wichtigen Substanzen sogar immer mehr Hunger entstehen, was ja dann zu der jedermann bekannten Gewichtszunahme führt.

Tissue factors – Gewebshormone
(10. Kapitel)

Histamin, 4 bekannte Rezeptoren, wirkt chemotaktisch auf Immunzellen, setzt Adrenalin frei, reguliert Magensäureproduktion und Magen-Darm-Motilität, verengt große Arterien und erweitert kleine Gefäße, erhöht Herzfrequenz und –schlagkraft, reguliert Blutdruck und Wach-Schlaf-Rhythmus, Körpertemperatur und Schmerzempfinden, wirkt auch als Neurotransmitter

Serotonin, 19 bekannte Rezeptoren, wirkt gefäßverengend in Lunge und Niere, -erweiternd im Muskel

Kinine: z.B. Bradykinin

Eikosanoide: Prostaglandine (PG), Leukotriene und Epoxide

Gase mit Signalfunktion: NO (Stickoxid, Stickstoffmonoxid)

Interferone (IFN), z.B. Alpha- (23 bekannte Varianten), Beta-, Gamma-IF

Interleukine (IL), derzeit über 35 – siehe http://www.immundefekt.de/zytokine.shtml

Koloniestimulierende Faktoren (CSF), Colony Stimulating Factor

Tumornekrosefaktoren (TNF)

Chemokine
ungefähr 50 unterschiedliche Chemokine beeinflussen Vorgänge im Immunsystem

Zytokinrezeptoren
Die Rezeptoren für Zytokine lassen sich in 7 Gruppen unterteilen:
1. Hämatopoetin-Rezeptorfamilie, Rezeptoren für IL-2, IL-3, IL-4, IL-5, IL-7, IL-9, IL-11, IL-12,IL-13, IL-15
EPO, TPO, LIF, G-CSF, GM-CSF

2. Interferon-Rezeptorfamilie, Rezeptoren für IFNa/b, IFNg, IL-10
3. TNF-Rezeptorfamilie (death receptors), Rezeptoren für TNFα, TNFβ, FasL, CD27, CD30, CD40 (Trimere Rezeptoren)
4. Immunglobulin(Ig)-Superfamilie-Rezeptoren,
Rezeptoren für IL-1a, IL-1b (aber auch BCR, TCR, MHC u.a.)
5. Tyrosinkinase-Rezeptoren,
Rezeptoren für M-CSF, SCF
Ras/Raf-pathway, Jak/STAT-pathway
6. Serin-/Threoninkinase-Rezeptoren,
Rezeptoren für TGFβ u.a.
7. Chemokin-Rezeptoren (7TMHR): ungefähr 20 bekannt

Zytokinsturm, siehe Wikipedia:
http://de.wikipedia.org/wiki/TGN1412

Bioaktive Peptide

- Exorphine der Milch
- Gastrin
- Gliadorphine aus Weizen und Getreide
- IPP (Isolaucin-Prolin-Prolin)
- Kasomorphine
- Kasokinine
- Laktokinine
- Phosphopeptide
- Thyreoliberin
- VPP (Valin-Prolin-Prolin)

Phytohormone

- Genistein
- Polyamine

Wieder sind wir fündig geworden: Substanzen im Essen steuern unsere Lebensvorgänge, man könnte auch sagen: „Sage mir, was Du isst, und ich sage Dir, wie Du bist.“ (frei nach Jean Brillat-Savarin, Philosoph und Gourmet : „.... wer Du bist“)

Symptome des Histamins:
- Aggressives Verhalten
- Asthma
- Atemnot
- Blähungen
- Blutdruckabfall
- Durchfall
- Erbrechen
- Herzrasen
- Herzrhythmusstörungen
- Husten
- Juckreiz
- Koliken
- Kopfschmerzen
- Leibschmerzen
- Migräne
- Müdigkeit
- Laufende Nase
- Nesselsucht
- Niesen
- Schleimhautschwellungen
- Schnupfen
- Schwindelgefühl
- Sodbrennen

Symptome des **Serotonins**:
- autonom vegetative Symptome
    - Pulsanstieg		Blutdruckanstieg
    - Schwitzen		„Grippegefühl"
    - Übelkeit		(akutes) Erbrechen
    - Durchfall		Kopfschmerzen
    - schnelle Atmung		Pupillenerweiterung
- Symptome einer zentralnervösen Erregung
    - Unruhe		Akathisie
    - Halluzinationen		Hypomanie
    - Störungen des Bewusstseins und der Koordination
- neuromuskuläre Symptome
    - Tremor		gesteigerte Reflexe
    - Myoklonie		pathologische Reflexe
    - Krämpfe		Anfälle
- Gefäß-Symptome
    - gefäßverengend in Lunge und Niere
    - Skelettmuskulatur gefäßerweiternd
- Darmperistaltik fördernd

Octopamin erhöht die Erregbarkeit von Muskelzellen

Symptome einer **Glutamat-Unverträglichkeit**:

- **Albträume**
- **Brennen im ganzen Körper**
- **Engegefühl im Brustkorb**
- **Gliederschmerzen**
- **gerötete Hautpartien (z. B. Wangen)**
- **Gesichtsmuskelstarre**
- **Hitzeempfindung**
- **Juckreiz im Hals**
- **Kopfschmerzen**
- **Mundtrockenheit**
- **Muskelkrämpfe**
- **Nackensteifheit**
- **Schläfendruck**
- **Schwindel**
- **Taubheitsgefühl im Nacken**
- **Übelkeit**

Symptome einer **Nahrungsmittelallergie** :

- **Asthma bronchiale**
- **Bauchschmerzen**
- **Durchfall**
- **Ekzeme**
- **Gelenkschmerzen**
- **Erbrechen**
- **Migräne**
- **Muskelschmerzen**
- **Neurodermitis**
- **Reizdarm**
- **Reizmagen**
- **Schwindel**
- **Übelkeit**

Symptome der **Zöliakie (Sprue)**

- **Appetitlosigkeit**
- **Atemwegsinfekte**
- **Bauchschmerzen**
- **Blähbauch**
- **Depressionen**
- **dünne Arme und Beine**
- **Durchfall**
- **Eisenmangelanämie**
- **Erbrechen**
- **Gedeihstörung**
- **Gelenkentzündungen**
- **Gewichtsverlust**
- **Konzentrationsstörungen**
- **Misslaunigkeit**
- **Müdigkeit**
- **Verstopfung**
- **verzögerte Pubertät**
- **Zahnschmelzdefekte**

Interessante website-links dazu:

http://www.allergierechner.de/04_seiten/start.php

http://www.naehrwertrechner.de/

http://www.ernaehrung.de/software/ernaehrungsprotokoll.php

http://www.aok.de/?logurl=/bund/tools/kalorienrechner/

http://www.lebensmittellexikon.de/nutrition.php

http://www.qualimedic.de/lebensmittel.html

http://www.kochen-und-geniessen.de/warenkunde/index.html

http://www.inform24.de/themen_0f.html

Was in der Kindheit geschah

(11. Kapitel)

Welche der folgenden Kinderkrankheiten haben Sie durchgemacht, welche mehr als einmal (schreiben Sie eine Zahl ins Kästchen):

Diphtherie [ ]
Dreitagesfieber [ ]
Endocarditis [ ]
Hirnhautentzündung [ ]
Keuchhusten [ ]
Lippenherpes [ ]
Masern [ ]
Mumps [ ]
Polio [ ]
Rachitis [ ]
Röteln [ ]
Scharlach [ ]
Tbc [ ]
Windpocken [ ]

Welche Impfungen hatten Sie – gab es Nebenwirkungen?

....

....

....

....

Nennen Sie die KH-Aufenthalte als Kind oder in der Jugend, wegen was war die Behandlung, was ist Ihnen als Besonderheit im Gedächtnis geblieben?

....

....

....

Welchen Medikamenten wurden Sie längere Zeit ausgesetzt – wegen was, erinnern Sie Nebenwirkungen oder andere Besonderheiten?

....

....

....

....

....

Welche Essgewohnheiten aus der Jugend haben Sie abgelegt oder geändert, aus welchen Gründen?

....

....

....

....

Hatten Sie Abneigungen gegen bestimmte Speisen in der Jugend, die heute nicht mehr bestehen?
Hatten Sie Allergien, was und in welchem Alter? Bestehen diese noch?

....

....

....

....

Fanden Sie sich als Kind [_] zu dick? [_] Zu dünn? In welchem Alter (von wann bis wann)?

Welche Aufgaben wurden Ihnen bereits in Ihrer Kindheit übertragen? Wie haben Sie diese gemeistert?

....

....

....

An welche Belohnungen aus Ihrer Kindheit erinnern Sie sich? Große Freude – oder eher zwiespältig?

....

....

Ihre frühesten Verantwortungen für andere – Geschwister oder Eltern?

....

....

Gab es in Ihrer Kindheit etwas, das Sie heute als Missbrauch empfinden würden?

....

....

An welche Gewaltanwendungen Ihnen gegenüber (in der Kindheit) erinnern Sie sich?

....

....

Haben Sie Vernachlässigung empfunden? Wann – wodurch?

....

....

Interaktionen

(12. Kapitel)

2 Zitate aus „Arzneimittelneben- und –wechselwirkungen“ von H.P.T. AMMON, 2. Auflage, S. 3 ff.

„Jede durch ein Pharmakon erzwungene Funktionsänderung eines Organs bedeutet eine Störung des gesamten Systems und wird vom Organismus mit kompensatorischen Reaktionen der anderen Organe des Systems beantwortet. Beispiel: Reflektorische Tachykardie (Beschleunigung Herzschlag) als Reaktion auf vasodilatierend (gefäßerweiternd) wirkende Pharmaka. Nebenwirkungen dieses Typs sind prinzipiell unvermeidbar, müssen als therapeutisches Risiko einkalkuliert und notfalls in Kauf genommen werden.“

"Abhängig von der Entwicklungsstufe des kindlichen Organismus können Pharmaka entweder weitgehend unspezifische Effekte, wie Fruchttod in den ersten 2 Wochen, schwere Missbildungen zur Zeit der Organogenese in der Embryonalzeit oder Missbildungen leichteren Grades, Funktions- u. Wachstumsstörungen einzelner Organe oder bei entsprechender Entwicklung des Zielorgans in der Vitalperiode auch bereits pharmakonspezifische Wirkungen auslösen. Es wird deshalb zu Recht gefordert, Arzneimittel in der Schwangerschaft nur mit großer Vorsicht und Zurückhaltung einzusetzen. Bei jeder Frau im gebärfähigen Alter muss daran gedacht werden, dass eine noch nicht erkannte Schwangerschaft vorliegen kann."

"Die Zahl der Unfälle, bei denen die Wirkung von Arzneimitteln eine ursächliche Rolle spielt, hat in den letzten Jahren stark zugenommen."

"Störungen endokriner Funktionen durch Arzneimittel sind relativ häufig. Die ihnen zugrunde liegenden Mechanismen sind aber oft nur unzureichend aufgeklärt. Dies hängt unter anderem damit zusammen, dass die Hormonsekretion einer komplizierten Steuerung durch übergeordnete Drüsen unterliegt, wobei in der Regel mehrere Hormone funktionell im Sinne von Rückkoppelungs- (Feedback-) mechanismen zu Regelkreisen zusammengeschlossen sind.

In vielen Fällen greift das Nervensystem über seine Neurotransmitter in die hormonale Steuerung ein, z.B. bei der Freisetzung der Releasing-Hormone auf der Ebene des Hypothalamus oder dort, wo Zielorgane einer kombinierten humoralen und nervalen Steuerung unterliegen. Die Zahl von möglichen Angriffspunkten für unerwünschte Arzneimitteleffekte wird dementsprechend sehr groß und die Auswirkungen sind oft unübersichtlich."

Diesen Zitaten aus einem inzwischen (2001) in 4. Auflage vorliegenden Standardwerk über Medikamenteninteraktionen, wäre eigentlich nur noch hinzuzufügen, dass gewisse Nebenwirkungen der Medikamente sich auch erst über Jahre entwickeln können und wegen der Langsamkeit ihres Auftretens u. U. nicht einmal mit den Medikamenten selbst in Zusammenhang gebracht werden. Solche Folgen scheinen gelegentlich auch schneller aufzutreten, so dass sie erkannt werden können, was z.B. die Rücknahme von Vioxx über Bextra und Dynastat bis Prexige, zusammen 4 Cyclooxygenase-2-Blockern in den letzten Jahren, beweist. Eine ganz langsam auftretende Nachwirkung, die z.B. auch mit der Wechselwirkung mehrerer Medikamente zusammenhängt, lässt sich allerdings nur dann eruieren, wenn entsprechende Daten über viele Jahre bei vielen Patienten gesammelt werden.
Dies wäre auch Ziel dieses Büchleins, weshalb um eine Rückführung zum Autor nach Beendigung des Gebrauches gebeten wird.

Gelegentlich lassen sich die möglichen Interaktionen verschiedener Mittel dadurch umgehen, dass sie zu verschiedenen Tageszeiten eingenommen werden. Wenn es um das Abschätzen möglicher Interaktionsrisiken geht, kann heutzutage jede Apotheke auf entsprechende Datenbanken zugreifen und Fragen beantworten. Ein guter Interaktionen-Checker findet sich auf www.drugs.com, zwar nur für den amerikanischen Medikamentenmarkt, aber effizient. Er wurde kürzlich verkauft, die Zeit muss zeigen, ob er wieder kostenfrei zur Verfügung stehen wird.

Es sollte aber jedem klar sein, dass auch zwischen Medikamenten und Lebensmitteln Interaktionen bestehen können, bekannt geworden ist vor allem der Grapefruitsaft, der den Abbau vieler Medikamente hemmt.

Somit spielt es eben doch eine Rolle, wie und was man isst (oder trinkt), wenn längerfristige Behandlungen stattfinden.

Wichtige Interaktionsmöglichkeiten, die Muskelschmerzen bewirken können:

Antibiotika und Statine (Cholesterinsenker)
Antirheumatika und Statine
Immunmodulatoren und Statine
Lipidsenker und Statine
Hormone und Statine
Zytostatika und alle obigen Gruppen
Virostatika und Statine
AIDS-Medikamente in Verbindung mit den obigen Gruppen

Neuropsychiatrie

(13. Kapitel)

Firmen versuchen heute, statt mit plumper Werbung, z.B. mit Umfragen oder Lockangeboten zu beeinflussen und potentielle Käufer zum Kaufentscheid zu bewegen...
Ähnlich wird versucht, mit Umfrageergebnissen eine Wahl zu beeinflussen oder sogar zu steuern.
Ebenso wird der Verkauf, das Renommee, der Gebrauch und sogar die Wirksamkeit von Arzneimitteln in vielschichtiger Weise beeinflusst, dennoch bleibt sehr vieles an den Wirkmechanismen der Medikamente und auch der Homöopathika völlig im Dunkeln.

Wenn wir einen anderen Menschen kennenlernen, dann werden nicht nur in unserem Gehirn bestimmte Nervenzellen miteinander verknüpft, sondern auch elektrochemische Schaltkreise etabliert, die darüber hinaus mit einer ganzen Reihe Emotionen verbunden werden. Wir entscheiden, ob die Person uns sympathisch ist, ob sie uns wichtig ist oder einmal wichtig werden könnte, ob wir sie bestimmten anderen, uns bereits bekannten Personen vorstellen würden oder möchten, ob wir in definierten Situationen mit ihr erneut zusammentreffen möchten, ob wir sie achten oder nicht.
Sollten wir diesen Menschen später wiedertreffen, werden genau dieselben Nervenbahnen und Emotionen wiederaufleben, wir erinnern uns, an die Person und an die bekannte Situation. Selbst wenn wir den Namen nicht mehr wissen, sind wir uns doch sicher, dass wir diesen Menschen schon einmal gesehen haben.
Aus archaischen Zeiten haben wir wahrscheinlich auch ein Gedächtnis über uns zuträgliche und uns gefährliche Pflanzen, nicht nur vom Aussehen her, sondern auch von Geruch und Geschmack her, und ein ganz kleines Probiererchen auf Zunge und Mundschleimhaut reicht schon aus, unserem Körper mitzuteilen: „Achtung, damit musst Du erbrechen“ oder „schwitzen“ oder „krampfen“ oder „Schmerzen erleiden“ oder eine Kombination daraus. Also stellt sich der Körper schon einmal darauf ein, eine Gegenabwehr zu mobilisieren, noch bevor überhaupt nennenswerte Mengen davon aufgenommen wurden.

Die Neurotransmitter und Rezeptorsysteme machen sowohl eine schnelle als auch langsamere Reaktionen möglich, was man auch bei den verschiedenen Allergieformen sieht, im Grunde reagiert das ganze komplizierte Körpersystem mit allen seinen Schaltkreisen.
Und so wie der erklärte Nichtraucher auf den Gestank des Rauchers und dessen Dunstwolken immer aggressiver reagieren wird, je öfter er unter dessen „ihm den Rauch ins Gesicht blasen" gelitten hat, wird auch die Reaktion selbst auf geringe Mengen eines Pharmakons entsprechend den verankerten Reflexmechanismen auf elektrischer und chemischer Ebene und den abgespeicherten Erinnerungen mehr oder weniger heftig sein.
Dazu zählen aber nicht nur die Erinnerungen an eigene Kontakte mit dem Mittel, sondern auch die bei Nahestehenden erlebten. Wenn man die eigene Großmutter nach dem Genuß einer Orange hat sterben sehen, dürfte die Wahrscheinlichkeit, im späteren Leben eine Allergie auf Orangen zu entwickeln, um ein Vielfaches höher sein, wie wenn man einen Genesungsprozess der Oma durch Orangen erlebt hätte.
Psychische Begleitprozesse, zum Beispiel durch Mangel des Neurotransmitters Dopamin beim Mb. Parkinson, sind zur Genüge bekannt: Depression, Halsstarrigkeit, Ängste, Wahnvorstellungen. Es soll hier nur darauf hingewiesen werden, dass auch eine Psychotherapie, bzw. eine psychotherapeutische Unterstützung der übrigen therapeutischen Massnahmen eine den Wirkungen der Medikamente vergleichbare wichtige Rolle in der Bekämpfung der Schmerzen spielt und deshalb genauso systematisch eingesetzt werden soll wie jedes Pharmakon, vor allem, wenn es um chronische Schmerzen geht.

Orthomelekulare Empfehlung
(14. Kapitel)

1. Aminosäuren

Arginin: entgiftet Ammoniak, fördert Wachstumshormone, Knochenbildung, T-Lymphozyten und Fruchtbarkeit, regeneriert Immunsystem, Neurotransmitterwirkung, gegen Diabetes und Herzerkrankungen

Asparaginsäure: beteiligt an Aufbau des Immunsystems und Transport von Zink und anderen Spurenelementen durch die Zellwand, im Zitronensäurezyklus (Energiegewinnung) und Muskelaufbau

Glutamin: entgiftet Ammoniak, passiert Blut-Hirn-Schranke und dient zur GABA-Produktion, vermehrt und aktiviert Lymphozyten

Glutaminsäure: aus der Muskulatur: beteiligt an Energiebereitstellung, Entgiftung von Ammoniak, Ausgangsstoff für Glutamin

Glycin: Neurotransmitter, beteiligt an Produktion von Kreatin, Porphyrinen und Purinen, wichtig für Knochen

Histidin: Teil vieler Enzyme, wichtig für Blutbildung, Immunsystem und Wachstum, gegen Anämie, Allergien, Arteriosklerose und rheumatoide Arthritis, fördert Zinkaufnahme

Isoleucin und Leucin: wichtig im Muskelstoffwechsel

Lysin: regeneriert Immunsystem, gegen Diabetes und Herzerkrankungen, wichtig gegen Calziumausscheidung im Urin, für Knochenbildung und Zellteilung

Methionin: Mangel führt zu Anämie, Cholesterinablagerungen, Haar- und Hautstörungen, Hoden- und Nierendegeneration, Wachstumsstörung, Schwefelquelle neben Cystin

Phenylalanin: Baustein des Coenzyms Q10 (Energiestoffwechsel der Mitochondrien), verbessert Ausgeglichenheit, Gedächtnis und Libido

Prolin: Proteinsynthese

Serin: Ausgangsstoff für Neurotransmitter Acetylcholin und Cholin

Threonin: essentiell, für Antikörper, Haare, Immunglobuline und Keratinaufbau

Tryptophan: essentiell, für den Aufbau von Nicotinsäureamid, Melatonin und Serotonin, Mangel begünstigt Depressionen

Tyrosin: wichtig für Schilddrüsenhormone, Zellwachstum und Blutgerinnung, den Aufbau von Adrenalin, Dopamin, Melanin, Noradrenalin, Serotonin, Mangel begünstigt Depressionen

Valin: wichtig für Muskelaufbau und -stoffwechsel

Für diese Zwecke interessante Präparate:

Allergoval, Cuvital, Inzelloval, Orthotex plus, Orthomolar, Orthomol immun, aminoplus®immun, aminoplus®Methionin plus Vit.B-Komplex , aminoplus®diabet und andere.

Nebendiagnosen der Fibromyalgie
(15. Kapitel)

(Differenzial-)Diagnosen der Fibromyalgie
[alle Zahlen: Häufigkeit je 100000 der Bevölkerung]

Neurodermitis	ca. 20000
Vit. –D-Mangel	5000
Vit. –D-Mangel (kopftuchtragende Frauen der islam. Mitbürger) bis	bis 90% der kopftuchtragenden und Sonne meidenden Frauen
Chron. Müdigkeit	12000 – 15000
Schlafstörungen	12000 – 18000
Osteoporose (>50 Jahre alt)	10000 – 22000
Depressionen	5000 – 13000
Hyperurikämie	2000 – 20000
Vit.-B12-Mangel	bis 43% der Senioren > 80
Zervikalspinalstenose mit Ausfällen	bis 20% der über 50-jährigen
Anämien	1000 – 7500
Alkoholismus mit Vitamin(B1)mangel:	300 – 500
Polymyalgia rheumatica	25 – 50
Polymyalgia rheumatica (>50 Jahre)	250 – 500
Rheuma (chron. Polyarthritis)	25 – 30 je Jahr
Hyperthyreose	5000 – 6300 (nur Frauen >50)
Hypothyreose (angeboren)	33
Hypothyreose (>65 Jahre)	1000 – 10000 (auf >65-jähr. bezogen)
Sjögren-Syndrom (>50 Jahre)	500
Herpes Zoster	400
Neurologische Erkrankungen (>50 J.) (Parkinson + Parkinson-plus-Syndrome)	200 – 500
Zöliakie, Sprue	200
Borreliose	110
Multiple Sklerose	60 – 160
Sjögren-Syndrom	50 – 100
Tarlov-Zysten (>50 Jahre)	50 – 1000

Leukämien	**100 –**	**170 pro Jahr**
Polyneuropathie	**40**	
SLE	**15 –**	**50**
Sarkoidose	**10 –**	**50**
Porphyrien	**10 –**	**30**
Arnold-Chiari-Syndrom	**< 20**	
Serotonin-Syndrom (Großbritannien)	**12**	
Katzenkratzkrankheit	**9**	**pro Jahr in USA**
Muskeldystrophien	**5 –**	**15**
Glycogenosen	**ca. 5**	
Hodgkin	**1 –**	**4 je Jahr**
Non-Hodgkin	**5 –**	**10 je Jahr**
Amyotrophe Lateralsklerose	**1 –**	**3 pro Jahr**
Dermatomyositis + Polymyositis	**ca. 1**	**pro Jahr**
Biotin-(Vit.B8-)Mangel	**ca. 1**	
Stiff man-Syndrom	**0,25 –**	**1**

Diese Angaben müssen ungenau sein, da sie manchmal von Region zu Region schwanken, bzw. oft vom Alter abhängig sind, gelegentlich sind die Zahlen auch älter und es haben keine neuen Erhebungen stattgefunden, obwohl die Entwicklung eine stetige Zunahme (wie beim Diabetes) oder gewisse periodische Schwankungen zeigt. Aber ein Anhaltspunkt ergibt sich doch aus den o. g. Zahlen, so dass man besser weiß, in welcher Reihenfolge Nachforschungen anzustellen sind.

Differential- Diagnose der Polyarthritis

Akutes Rheumatisches Fieber
Bakterielle Endokarditis
Bakterielle Sepsis
Darminfectionen, speziell Yersinien, Salmonellen, Shigellen, Campylobacter jejuni
Dermatomyositis/Polymyositis
Entzündliche Darmerkrankungen
Familiäres Mittelmeerfieber
Gicht

Gonokokkenarthritis
Hämochromatose
Hämoglobinopathien
HIV -AIDS
Hyper - und Hypothyreoidismus
Hypereosinophiliesyndrom
Hyperlipoproteinämie
Hypertrophe Osteoarthropathie
Infektionen
Intermittierende Hydrarthrose
Kollagenosen
Lyme-Borreliose
Malignität
Metabolische und Endokrine Erkrankungen
Mixed connective tissue disease
Morbus Behçet
Morbus Reiter
Morbus Still
Morbus Whipple
Multizentrische Reticulohistiozytose
Erbliche Polyarthropathien
Osteoarthrose
Polymyalgia rheumatica and Riesenzellarteriitis
Pseudogicht [calcium pyrophosphate dihydrate deposition disease]
Psoriasisarthritis
Spondylarthropathien
Spondylitis ankylosans SPA
Sarkoidose
Sklerodermie
Systemischer Lupus Erythematodes
Relapsing Polychondritis
Vasculitis
Viruserkrankungen, speziell Hepatitis B, Parvovirus, Rubella, Epstein - Barr, u. a.

Ungünstige Faktoren (für das Entstehen eines FMS)
(16. Kapitel)

Allergien beim Patient und in der Familie
Vorkommen in der Familie
Hohe Verantwortung für enge Verwandte, die diese Verantwortung nicht mittragen
Niedriger Blutdruck mit Orthostase-Syndrom
Fast Food
Vitaminmangel
Sportmangel
Jahrelange Schlafstörungen
Störungen der Schilddrüse
Rheumatische Erkrankungen in der Familie
Häufige Infekte
Vegetarische Kost
150-%ige Einstellung zu den Anforderungen des Lebens
Häufige Konfrontation mit Schmerzerkrankung(en) oder Rheuma bei nahen Angehörigen
Organische Krankheiten
schwere körperliche Über- oder Fehlbelastungen
familiäre Sorgen
Trennungs- und Ablösungskrisen
berufliche oder finanzielle Probleme
lange Krankheitsdauer
Bormangel, Mangel an Chrom, Selen und/oder Zink

Symptome des Vitaminmangels

(17. Kapitel)

Symptome	Mangel an Vitamin .. / Element
Altersflecken	E
Anämie	A, B9, B12, C
Antriebslosigkeit	B9, Chrom, Zink
Appetitlosigkeit	B1, B3, B8, B9, C, Zink
Bauchschmerzen	B9
Blässe	B8
Blutfette erhöht	Chrom
Darmkrämpfe, Blähungen	Mg
Depressionen	B8, B9, C, Chrom, Kupfer, Tryptophan, Mg, Tyrosin, Zink, Phenylalanin ,
Durchfall	B9
eingerissene Mundwinkel	B2
Entzündungen Nase, Augen, Mund, Lippen	B6
Entzündungen im Verdauungstrakt	E
Erbrechen	B3
Exantheme	B2
Gangschwierigkeiten	B1, E
Gereiztheit	B6, Chrom,
Geschwüre im Mund	B9
Gliederschmerzen	D
Glossitis	B8
Haarausfall	B8, B9, Methionin, Threonin, Zink
Hautveränderungen	B9, Zink
Hautrisse	B2
rauhe Haut	C
welke Haut	E
Herzkrankheiten	E
Herz-Kreislauf-Störungen	B1
Herz-Rhythmus-Störungen	B1, Selen, Kalium, Mg
Herzversagen	B1

Hyperästhesie	B8
Hysterie	C
Infektanfälligkeit	B9, Selen, Mg, Zink
Insulinwirkung verringert	Chrom
Karies	Calzium, Fluor,
Knochenfehlwachstum	A, Fluor
Konzentrationsschwierigkeiten	B6, Mg, Zink
Lernschwierigkeiten	Chrom, Zink
Lichtüberempfindlichkeit	B2
Müdigkeit	B1, B3, B8, B9, C, E, Kalium,
Muskellähmungen	A, B1, B12
Muskelschmerzen	B8, C
Muskelschwäche	B1, B3, B6, B8, Chlorid, Kalium, Mg
Muskelschwund	B1, C, Chrom
Muskelspasmen	D, Calzium
Nachtblindheit	A
Nervenschäden	B1
nervöse Störungen	B6, Chrom, Mg
Neurodermitis	Zink
Ohnmacht	B9
papillenarme Zunge	B8
Parästhesien	B8, Mg
Reizbarkeit	B6, C
Schlaflosigkeit	B3, B6, Mg
schlechte Wundheilung	C, Zink
Schwindel	B3, Kalium, Mg
Sehschwäche	B2, E
Sensibilitätsstörungen	B12
Sodbrennen	B9
trockene, schuppige Haut	B8
Übelkeit	B8, B9
Unfruchtbarkeit	E, Selen,
Verstopfung	Kalium, Mg, Jod
Verwirrung, Verwirrtheit	B1, B3, B9, Chrom
Wachstumsstörung	B2
Wadenschmerzen	E
Zahnfleischbluten	C
Zahnverfall	A

Symptome der Toxizität / Vitamin-Überdosierung

Symptome Vitaminüberdosierung

Apathie	**D**
Appetitlosigkeit	**A, D**
Arterienverkalkung	**D**
Durchfall	**A, B5, B9, C**
Erbrechen	**A, B3**
Gewichtsverlust	**A**
geschwollene Zunge	**B3**
hoher Puls	**B1**
Hypotonie	**B3**
Kopfschmerzen	**A, B1, B6, C, D**
Laufschwierigkeiten	**B6**
Leberfunktionsstörung	**B3**
Müdigkeit	**A, B6, C, D, E**
Nervenschäden	**B6**
Nierensteine	**C, D**
Ödeme	**B5**
Ohnmacht	**B3**
Reizbarkeit	**A, B1, D**
Schlaflosigkeit	**A, B1, B9, C**
Schwäche	**A, B1, D, E**
Schwindel	**E**
Sehstörung	**E**
Taubheitsgefühl der Füße	**B6**
Übelkeit	**A, C**
übermäßiger Durst	**D**
Unruhe	**A**
Unterleibskrämpfe	**A, D**
vermehrte Urinproduktion	**C**
Verwirrung	**B9**

Epilog: Wenn es stimmt, dass ¾ aller Erkrankungen direkt oder indirekt mit der Ernährung zusammenhängen, dann müssen auch hier – bei der Ernährung - die ersten Grundlagen zur Genesung gelegt werden.
Wie sollen denn Schmerzmittel wirken können, wenn schon für die Neurotransmitter und –botenstoffe zur Herstellung essentielle Nährstoffe fehlen?

Schreiben Sie deshalb unbedingt für eine Woche genauestens auf, wie viel Sie von was essen und trinken, besprechen Sie dann das Ergebnis mit Ihrem Hausarzt!